W0258196

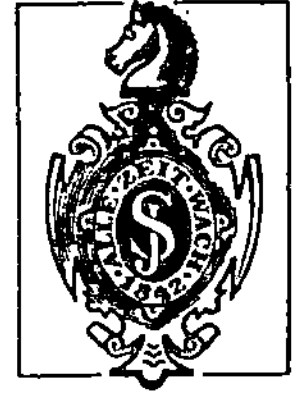

K. Steffens

Medizinische Grundkenntnisse für Heilberufe

in 1895 Fragen und Antworten

Springer-Verlag
Berlin Heidelberg New York 1982

Dr. Kurt Steffens

Marien-Krankenhaus, Robert-Koch-Straße 18
5060 Bergisch-Gladbach 2

ISBN 978-3-540-11475-8   ISBN 978-3-642-47501-6 (eBook)
DOI 10.1007/978-3-642-47501-6

CIP-Kurztitelaufnahme der Deutschen Bibliothek
Steffens, Kurt:
Medizinische Grundkenntnisse für Heilberufe in 1895 [tausendachthundertfünfund-
neunzig] Fragen und Antworten / Kurt Steffens. – Berlin ; Heidelberg ; New York :
Springer, 1982.
ISBN 978-3-540-11475-8

2119/3140-5 4 3 2 1 0

Vorwort

Anatomische und physiologische Grundkenntnisse sind zweifellos
für angehende Krankenschwestern, Arzthelferinnen, Diätassisten-
tinnen, Krankengymnasten oder Medizinstudenten gleichermaßen
wichtig. Ohne Zweifel ist der Wissensbedarf auf diesen Gebieten
in den einzelnen Berufsgruppen recht unterschiedlich. Eines ist
jedoch allen in Heilberufen Tätigen gemeinsam: Ohne solide Kennt-
nisse der Form und Funktion des gesunden Menschen ist das Verständnis der krankhaften Abweichungen und ihrer Therapie nicht
möglich.

Wahrscheinlich spreche ich vielen Berufsanfängern aus der Seele,
wenn ich feststelle, daß der Einstieg in die medizinischen Grund-
lagenwissenschaften Anatomie und Physiologie oft nicht gerade
leicht fällt. Um den Einstieg in dieses so wichtige Gebiet zu
erleichtern, wurden die medizinischen Grundkenntnisse in Frage
und Antwort dargestellt.

Lesen Sie einemal einige Seiten eines "konventionellen" Lehr-
buches und prüfen Sie sich dabei einmal selbst, wie rasch Ihre
Aufmerksamkeit abschweift und schließlich ganz nachläßt. In dem
hier vorliegenden Buch sind die einzelnen Lernschritte fein ab-
gestuft und - wo immer dies möglich ist - logisch miteinander
verknüpft.

Jede Frage und Antwort ermöglicht nicht nur eine unmittelbare
Kontrolle des Gelernten für Sie selbst; jede Frage erzwingt
auch von neuem Ihre Konzentration auf einen kleinen überschau-
baren Teilaspekt eines größeren Gesamtzusammenhangs.

Seine Aufgabe erfüllt das Buch sicherlich dann am besten, wenn
es kontinuierlich zum entsprechenden Unterricht benutzt wird.
So gebraucht, leistet es jedoch auch vor jedem Examen eine
hervorragende Selbstkontrolle.

Bergisch-Gladbach, April 1982   K. Steffens

·Inhaltsverzeichnis*

* Die erste Seitenzahl bezieht sich auf die Frage, die zweite auf die Antwort

Fragen

Bitte beantworten Sie die gestellten Fragen auf einem Extrablatt schriftlich. Vergleichen Sie nach jeder Frage Ihre Antwort mit der vorgegebenen. Decken Sie beim Nachsehen der Antwort die Lösungen der nachfolgenden Fragen zu.

I Gewebelehre

1 Die kleinste Einheit des Lebendigen ist die Zelle. Im Organismus schließen sich gleichartig gebaute Zellen zu bestimmten Zellverbänden zusammen. Wie werden solche Zellverbände genannt?

2 Sind die Zellen, die ein Gewebe aufbauen, nur in ihrer Gestalt gleichartig?

3 Ist der Begriff Gewebe und Organ identisch?

4 In der Gewebelehre werden 4 Hauptgewebearten unterschieden. Eines dieser Hauptgewebe erfüllt im wesentlichen Deck- und Schutzfunktionen. Welche beiden Begriffe werden für diese Gewebe gebraucht?

5 Eine weitere Hauptgewebeart nennt man Binde- und Stützgewebe. Nennen Sie einige Teile des Organismus, die zum Stützgewebe gerechnet werden!

6 Wenn zum Stützgewebe im engeren Sinn Knochen und Knorpel zählen, was wird dann zum Bindegewebe gerechnet?

7 Betrachtet man im Mikroskop ein Epithelgewebe, so sieht man jede Epithelzelle unmittelbar an eine benachbarte Epithelzelle angelagert. Es fehlt beim Epithelgewebe jede Substanz zwischen den Zellen. Das Fehlen der Interzellularsubstanz ist für das Epithelgewebe kennzeichnend. Fehlt dem Binde- und Stützgewebe auch die Interzellularsubstanz?

8 Welches Gewebe sorgt im menschlichen Körper für die Möglichkeit der Bewegung?

9 Welche Fähigkeit zeichnet das Muskelgewebe aus?

10 Wird z.B. der Unterarm gebeugt, so ist dies eine Folge der Muskelkontraktion (Zusammenziehen von Muskeln, die von der Schulter bis zum Unterarm verlaufen). Wie nennt man jene Teile des Körpers, in denen verschiedene Abschnitte des Skeletts gegeneinander bewegt werden können?

11 Damit es bei einer Muskelkontraktion zu einer Bewegung kommt, muß der Muskel also von einem Knochen des Skeletts über ein Gelenk zu einem anderen Knochen verlaufen. Wie nennt man jene Muskulatur, die am Skelett entspringt und am Skelett ansetzt?

12 Die Muskulatur setzt dabei vielfach nicht direkt am Knochen an, sondern ist mit Hilfe einer Sehne am Knochen befestigt. Zu welchem Gewebe gehören diese Sehnen?

13 Nennen Sie eine ganz bekannte Sehne!

14 Wie findet man die Achillessehne?

15 Bewegung muß in einem Organismus nicht nur am Skelett stattfinden. Nennen Sie ein weiteres Beispiel für Bewegungsvorgänge
   im Organismus!

16 Können Sie ein wichtiges Unterscheidungsmerkmal zwischen der
   Skelettmuskulatur und der Muskulatur im Verdauungstrakt nennen?

17 Ein weiteres Unterscheidungskriterium erkennt man nur im Mikroskop. Dort findet man bei der Skelettmuskulatur eine feine
   Querstreifung. Man nennt die Skelettmuskulatur daher auch
   quergestreifte Muskulatur. Da die Querstreifung bei dem Muskelgewebe der inneren Organe nicht vorhanden ist, nennt man
   diese Muskulatur auch ....?

18 Muß die glatte oder die quergestreifte Muskulatur ausdauernder sein?

19 Eine Muskelfaser kontrahiert sich nur, wenn ihr dazu ein "Be-
   fehl" erteilt wird. Über welches Gewebe werden diese Befehle
   vermittelt?

20 Betrachtet man eine Nervenzelle im Mikroskop, so erkennt man
   zunächst, wie bei jeder anderen Zelle auch, einen Zellkern
   sowie einen Zelleib. Zusätzlich findet man jedoch einen langen Fortsatz und eine ganze Anzahl kurzer Fortsätze. Wie wird
   der lange Fortsatz der Nervenzelle genannt?

21 Die Nervenzelle hat 1 Neuriten (Axon). Sie hat jedoch mehrere
   kurze Fortsätze. Wie werden diese genannt?

22 Wie wird die Nervenzelle mit all ihren Fortsätzen genannt?

23 Besteht die Aufgabe der Neuronen nur darin, "Befehle", die
   z.B. vom Gehirn ausgehen, zur Muskulatur zu leiten?

24 Das Epithelgewebe hat u.a. Schutzfunktionen. Warum nennt man
   das Epithelgewebe auch Deckgewebe?

25 Was ist damit gemeint, wenn man sagt, das Epithelgewebe klei-
   det innere Oberflächen aus?

26 Können Sie einige Beispiele für Hohlorgane nennen?

27 Kommt Epithelgewebe - also Gewebe ohne Interzellularsubstanz -
   auch noch an anderen Stellen als an der Oberfläche vor?

28 Welche beiden Drüsentypen können unterschieden werden?

29 Wie unterscheiden sich exokrine und endokrine Drüsen?

30 Welcher andere Begriff für endokrine Drüsen ist wesentlich
   gebräuchlicher?

31 Können Sie einige bekannte Hormondrüsen nennen?

32 Wie heißt die größte exokrine Drüse des menschlichen Körpers?

33 Wie heißt das Sekret, das die Leber produziert?

34 Warum ist die Leber eine exokrine Drüse?

35 Können Sie eine ganz bekannte Erkrankung nennen, die vom
   Epithelgewebe ausgeht?

II Skelett

1 Knochen

1 Am Knochen setzt die Skelettmuskulatur an. Das Skelett stellt daher den wichtigsten Teil des passiven Bewegungsapparates dar. Hat der Knochen noch weitere Funktionen?

2 Welche 3 Knochentypen können unterschieden werden?

3 Nennen Sie Beispiele für platte Knochen!

4 Zu welchem Knochentyp gehören die langen Extremitätenknochen: Oberarmbein, Elle, Speiche, Oberschenkelbein, Wadenbein, Schienbein?

5 Am Röhrenknochen unterscheidet man den Schaft und die Gelenkenden. Wie wird der Knochenschaft anatomisch bezeichnet?

6 Wie werden die Gelenkenden der Röhrenknochen bezeichnet?

7 Beim jugendlichen Knochen findet man zwischen Diaphyse und Epiphyse eine knorpelige Zone. Wie wird diese Knorpelzone genannt?

8 Welche funktionelle Bedeutung hat die Epiphysenfuge?

9 Findet man die Epiphysenfuge auch im Erwachsenenalter?

10 Schneidet man einen Röhrenknochen durch, so erkennt man makroskopisch außen eine sehr kompakte Knochenschicht und innen eine bälkchenartige Knochenstruktur. Wie werden diese beiden Schichten anatomisch bezeichnet?

11 Im Röhrenknochen ist die Spongiosa nicht gleichmäßig verteilt. Wo ist sie besonders deutlich ausgebildet?

12 Beobachtet man die Anordnung der Bälkchen in der Spongiosa genau, so erkennt man, daß sie je nach Belastung angeordnet sind. Welcher biologische Sinn wird damit erreicht?

13 Von manchen übergewichtigen Menschen wird die Meinung vertreten, sie seien so schwer, weil sie ein besonders schweres Skelett hätten. Wie schwer ist durchschnittlich das Skelett?

14 Die Knochengrundsubstanz besteht zu gut 2/3 aus anorganischen Stoffen. Welches chemische Element des menschlichen Organismus befindet sich hauptsächlich im Knochen?

15 Jeder Knochen ist nach außen von einer Bindegewebshülle umgeben. Wie nennt man anatomisch diese Knochenhaut?

16 Welche Funktion hat das Periost?

17 Bei welchem krankhaften Zustand wird die Fähigkeit des Peri-
   osts, Knochensubstanz neu zu bilden, besonders gefordert?

18 Nennen Sie 3 Knochen, die man zu den kurzen Knochen rechnet!

19 Werden in allen Hohlräumen des Knochens rote Blutkörperchen
   gebildet?

20 Welche beiden Typen von Knochenmark werden unterschieden?

21 Wo ist das Fettmark lokalisiert?

22 An welchen Knochen wird man eine Knochenmarkspunktion vor-
   nehmen, wenn man aus diagnostischen Gründen rotes Knochenmark gewinnen will?

23 Die gelenknahen Teile der Röhrenknochen nennt man Epiphysen.
   Berühren sich in einem Gelenk die Knochen der beiden gelenkbildenden Epiphysen?

2 Wirbelsäule

 1 Wie kann man die Form der Wirbelsäule beschreiben?

 2 Welche Abschnitte der Wirbelsäule werden unterschieden?

 3 Wieviele Wirbel hat die Halswirbelsäule?

 4 Will man z.B. ausdrücken, daß der 4. Halswirbel weiter schä-
   delwärts liegt als der 5. Halswirbel, so sagt man, der 4.
   Halswirbel liegt kranial des 5. Halswirbels. Kann man die
   Bezeichnung "kranial" mit "oberhalb" übersetzen?

 5 Was bedeutet die anatomische Bezeichnung kaudal?

 6 Wieviele Wirbel hat die Brustwirbelsäule?

 7 Wieviele Wirbel hat die Lendenwirbelsäule?

 8 Mit welchem anatomischen Ausdruck wird das Kreuzbein bezeichnet?

 9 Das Kreuzbein (Os sacrum) ist ein Knochen, der aus einer
   Reihe miteinander verschmolzener Wirbel entstanden ist. Wieviele Wirbel haben das Kreuzbein gebildet?

10 Wie wird anatomisch das Steißbein bezeichnet?

11 Wie muß korrekt formuliert werden, wenn zum Ausdruck gebracht
   werden soll, daß das Os sacrum steißwärts der Lendenwirbelsäule liegt?

12 Wieviele Wirbel sind zum Steißbein (Os coccygeum) verschmol-
   zen?

13 Was bedeutet die Bezeichnung ventral?

14 Wie heißt der Gegensatz von ventral?

15 Die Wirbelsäule hat bekanntlich eine Doppel-S-Form. Man kann
   an ihr Krümmungen nach ventral und nach dorsal feststellen.
   Wie wird die Krümmung der Wirbelsäule nach ventral bezeichnet?

16 Was versteht man unter einer Kyphose?

17 In welchen Abschnitten der Wirbelsäule kommt eine Lordose vor?

18 In welchen Abschnitten der Wirbelsäule kommt eine Kyphose vor?

19 Eine Lordose besteht z.B. im Lendenbereich (Lendenlordose).
   Welche Krümmung muß der nach kranial und nach kaudal benachbarte Wirbelsäulenabschnitt aufweisen?

20 Auf die Kyphose im Brustabschnitt der Wirbelsäule muß welche
   Krümmung nach kranial folgen?

21 Alle Wirbel - mit Ausnahme des 1. und 2. Halswirbels - zeigen
   einen typsichen Aufbau. Welche Bauelemente findet man an jedem Wirbel?

22 Welche Funktion hat der Wirbelkörper?

23 Dorsal des Wirbelkörpers befindet sich der Wirbelbogen. Der
   Wirbelbogen umschließt ein Loch. Wie wird dieses Loch bezeichnet?

24 Wie nennt man die Gesamtheit der Wirbellöcher?

25 Was befindet sich im Wirbelkanal (Canalis vertebralis)?

26 Gehirn und Rückenmark bilden zusammen das Zentralnervensystem
   (ZNS). Aus dem ZNS entspringen eine Reihe von Nerven. Wie kön-
   nen die Nerven, die aus dem Rückenmark entspringen, aus dem
   Wirbelkanal herauskommen?

27 Wie wird das Zwischenwirbelloch anatomisch bezeichnet?

28 Wie wird der Knochenvorsprung dorsal des Wirbelbogens genannt?

29 Welche Bedeutung haben die Dornfortsätze und die Querfortsätze der Wirbel?

30 Die einzelnen Wirbel sind zueinander beweglich. Durch welche anatomische Struktur wird diese Beweglichkeit erreicht?

31 Was befindet sich zwischen den einzelnen Wirbeln?

32 Welcher - etwas nicht ganz korrekter - Ausdruck ist für die Zwischenwirbelscheiben gebräuchlich?

33 Aus welchen beiden Teilen ist die Zwischenwirbelscheibe aufgebaut?

34 Was versteht man unter einer Skoliose?

35 An welcher Stelle der Wirbelsäule kommt eine Skoliose normalerweise vor?

36 Zeigen alle Wirbel den gleichen prinzipiellen Aufbau?

37 Wie wird der 1. Halswirbel anatomisch bezeichnet?

38 Welches Bauelement fehlt dem Atlas?

39 Den Atlas kann man sich anschaulich als einen großen Wirbelbogen vorstellen. Der Atlas wird durch ein quer verlaufendes Band in einen ventralen und in einen dorsalen Abschnitt unterteilt. Wie heißt dieses wichtige Band?

40 Welche anatomische Struktur befindet sich in dem dorsalen Abschnitt des Atlas?

41 Welcher Körperteil wird vom Atlas getragen?

42 Welche deutsche und anatomische Bezeichnung ist für den 2. Halswirbel gebräuchlich?

43 Der Dreher (Axis) ist prinzipiell sehr ähnlich wie ein gewöhnlicher Wirbel aufgebaut. Bei seiner Betrachtung fällt jedoch ein nach kranial reichender Knochenvorsprung seines Wirbelkörpers auf. Welche deutsche und anatomische Bezeichnung ist hierfür gebräuchlich?

44 In welchen Abschnitt des Atlas ragt der Dens hinein?

45 Welche Bewegung findet zwischen Atlas und Axis statt?

46 Wo findet die Nickbewegung des Kopfes statt?

47 Neben den Querfortsätzen und dem Dornfortsatz gibt es im Bereich der Brustwirbelsäule besondere ventrale Fortsätze. Welche?

3 Brustkorb

1 Wie wird der Brustkorb anatomisch bezeichnet?

2 Welche knöchernen Strukturen sind an der Bildung des Thorax
beteiligt?

3 Nennen Sie 2 wichtige Organe, die im Thorax geschützt liegen!

4 Wodurch wird der Thorax nach kaudal zur Bauchhöhle hin abge-
·schlossen?

5 Die Rippen ziehen bekanntlich von der Brustwirbelsäule nach
ventral zum Brustbein. Wieviele Rippenpaare gibt es beim
Menschen?

6 Setzen die Rippen direkt am Brustbein an?

7 Was versteht man unter wahren Rippen?

8 Wieviele wahren Rippen gibt es beim Menschen?

9 Setzen die falschen Rippen auch am Brustbein an?

10 Was versteht man unter einer Halsrippe?

11 Wie wird das Brustbein anatomisch bezeichnet?

12 Wie nennt man den kaudalen Abschnitt des Sternums?

13 Versucht man die kranialen Rippen zu ertasten, so gelingt
das bei der 1. Rippe nicht. Warum?

14 Aus der ersten Hilfe wissen Sie, daß man bei einem Herzstillstand eine äußere Herzmassage durchführen kann. Das Prinzip
der äußeren Herzmassage besteht darin, den Thorax zu kompri-
mieren und damit das Blut im Herzen auszudrücken. Das Herz
liegt nun größtenteils in der linken Thoraxhälfte. Wird genau
über dem Herzen die äußere Herzmassage durchgeführt?

15 Wie heißen die Muskeln, die zwischen den Rippen ausgespannt
sind?

16 An der Interkostalmuskulatur lassen sich 2 Muskelgruppen unterscheiden: die äußeren Interkostalmuskeln und die inneren
Interkostalmuskeln. Welche Funktion haben die äußeren Interkostalmuskeln?

17 Welche Funktion haben die inneren Interkostalmuskeln?

4 Schulterregion

1 Welche beiden Knochen bilden den Schultergürtel?

2 Zu welchem Knochentyp gehört das Schulterblatt?

3 Wie lautet die anatomische Bezeichnung für Schulterblatt?

4 Das Schulterblatt (Scapula) bildet die Pfanne für ein sehr wichtiges Gelenk. Wie heißt dieses Gelenk?

5 Welcher andere Knochen ist neben der Scapula noch an der Bildung des Schultergelenkes beteiligt?

6 Wie lautet die anatomische Bezeichnung für den Oberarmknochen?

7 Zu welchem Gelenktyp wird das Schultergelenk gerechnet?

8 Nennen Sie ein weiteres Gelenk, welches zu den Kugelgelenken gerechnet wird!

9 Welchen Vorteil hat ein Kugelgelenk gegenüber anderen Gelenktypen, wie Scharniergelenk, Sattelgelenk usw.?

10 Schulter- und Hüftgelenk werden zu den Kugelgelenken gerechnet. Dennoch gibt es zwischen beiden Gelenken einen erheblichen Unterschied. Welchen?

11 Was versteht man unter einer Luxation?

12 Wird das Schulter- oder das Hüftgelenk häufiger von Luxationen betroffen sein?

13 Was bedeutet die Bezeichnung "medial"?

14 Wie heißt der Gegensatz von medial?

15 Mit welchem Knochen ist das mediale Ende der Clavicula verbunden?

16 Betrachtet man am Skelett die Scapula von dorsal, so fällt im kranialen Drittel eine vorspringende Knochenkante auf. Diese Knochenkante (Spina scapulae) läuft nach kranial hin aus. In der lateralen Schulterregion ist dieser Knochenvorsprung als höchster Knochenpunkt im Bereich der Schulter unmittelbar unter der Haut zu tasten. Wie wird dieser Punkt genannt?

17 Welcher anatomische Begriff ist für die Schulterhöhe gebräuchlich?

18 Neben dem Schultergelenk gibt es in der Schulterregion ein weiteres Gelenk. Dieses Gelenk nennt man das Schultereckgelenk. Welche beiden Knochen bilden das Schultereckgelenk?

19 Die anatomische Bezeichnung für Schulterhöhe lautet "Acromiom", die anatomische Bezeichnung für das Schlüsselbein lautet "Clavicula". Wie wird wohl das Schultereckgelenk anatomisch bezeichnet werden?

20 Unter der lateralen Clavicula fällt einem ein Knochenvorsprung auf. Wie wird dieser Knochenvorsprung genannt?

21 Wie wird der Rabenschnabelfortsatz anatomisch bezeichnet?

22 Zu welchen Knochen gehört der Processus coracoideus?

5 Obere Extremität

1 Die obere Extremität besteht aus Schultergürtel und freier oberer Extremität. Aus welchen Knochen ist die freie obere Extremität zusammengesetzt?

2 Mit welchem anatomischen Ausdruck wird der Oberarmknochen bezeichnet?

3 Was bedeutet die Bezeichnung "proximal"?

4 Was bedeutet die Bezeichnung "distal"?

5 An welchem Gelenk ist der Humerus an seinem proximalen Ende beteiligt?

6 An welchem Gelenk ist der Humerus an seinem distalen Ende beteiligt?

7 Im distalen Bereich ist der Humerus nach außen und innen aufgetrieben. Wie werden die Auftreibungsstellen des Humerus genannt?

8 Stößt man sich an den Epicondylus medialis (sog. Musikknochen), so spürt man oft einen zuckenden Schmerz, der bis in den Ring- und Kleinfinger ausstrahlt. Wie kann man dies erklären?

9 Soll ein Gipsverband angelegt werden, so ist es sehr wichtig, sich daran zu erinnern, daß am Epicondylus medialis der N. ulnaris direkt unter der Haut verläuft. Warum?

10 Welche beiden Knochen findet man am Unterarm?

11 Wie werden Elle und Speiche anatomisch bezeichnet?

12 Wo findet man am Unterarm die Elle (Ulna)?

13 Welche Knochen (anatomische Bezeichnungen) bilden das Ellenbogengelenk?

14 Zu welchem Gelenktyp gehört das Ellenbogengelenk?

15 Als Gelenk werden alle Verbindungen von Knochen untereinander
   bezeichnet. Dabei werden echte Gelenke von unechten Gelenken
   (Haften) unterschieden. Wodurch ist das echte Gelenk gekennzeichnet?

16 Wodurch ist das unechte Gelenk gekennzeichnet?

17 Nennen Sie einige Beispiele für unechte Gelenke (Haften)!

18 Warum sind Kugel- und Scharniergelenke echte Gelenke?

19 Kugelgelenke gestatten Bewegungen um alle 3 Achsen des Raumes. Welche Bewegungsmöglichkeit besteht in einem Scharniergelenk?

20 Nennen Sie außer dem Ellenbogengelenk weitere Scharniergelenke.

21 Welche Knochen findet man distal von Radius und Ulna?

22 Die 8 Handwurzelknochen sind in 2 Reihen angeordnet. Wie
   heißen die 4 Handwurzelknochen der proximalen Reihe?

23 Ist das Kahnbein gebrochen, so wird diese Fraktur in einem
   besonderen Gips ruhiggestellt. Der Name dieses Verbandes ist
   von dem Fachausdruck für das Kahnbein abgeleitet. Wie lautet
   der Fachausdruck für das Kahnbein?

24 Wie heißt der Merkspruch, mit dem man sich die proximalen
   Handwurzelknochen merkt?

25 Wie heißen die distalen 4 Handwurzelknochen?

26 Mit welchem Merkspruch kann man sich die distalen 4 Handwurzelknochen einprägen?

27 Wieviel Mittelhandknochen hat die Hand?

28 Aus wievielen Knochen bestehen die Finger und der Daumen?

29 Ein besonderes Gelenk bildet der Mittelhandknochen des Daumens mit dem großen Vielecksbein. Wie wird dieses Gelenk genannt?

30 Das Sattelgelenk ermöglicht es, den Daumen den übrigen 4 Fin-
   gern gegenüberzustellen. Welchen Vorteil bringt diese Bewegungsmöglichkeit des Daumens der menschlichen Hand?

6 Becken

1 Von welchen Knochen wird das Becken gebildet?

2 Das Os sacrum ist nicht nur ein Teil des Beckens, sondern auch ein Teil .....

3 Welche beiden Abschnitte können am Becken unterschieden werden?

4 Mit welchem anatomischen Ausdruck wird das Hüftbein bezeichnet?

5 Das Os coxae besteht aus 3 verschiedenen Knochen. Wie heißen diese Knochen?

6 Wie wird das Schambein anatomisch bezeichnet?

7 Was versteht man unter der Symphyse?

8 Wie wird das Sitzbein anatomisch bezeichnet?

9 Der größte Knochen des Beckens ist das Darmbein (Os ilium). Welcher Teil des Beckens wird ganz überwiegend vom Os ilium gebildet?

10 An welcher Stelle vereinigen sich die Knochen des Hüftbeines (Os coxae)?

11 Kann man am Skelett geschlechtsspezifische Unterschiede erkennen?

12 Was versteht man unter dem Begriff "Promontorium"?

13 Eine im Hinblick auf die Geburtshilfe sehr wichtige Größe ist die Conjugata vera. Was versteht man darunter?

14 Wie lang ist im Durchschnitt die Conjugata vera?

15 Ein wichtiger Orientierungspunkt bei der Durchführung von intramuskulären Injektionen ist die Spina iliaca anterior superior. Zu welchem Knochen des Hüftbeines gehört die Spina iliaca anterior superior?

16 Was bedeutet die Bezeichnung Spina iliaca anterior superior zu deutsch?

17 Wie findet man am Lebenden den oberen äußeren Darmbeinstachel?

7 Untere Extremität

1 Welche Knochen bilden die untere Extremität?

2 Zu welchem Gelenktyp wird das Hüftgelenk gerechnet?

3 Wie wird die Pfanne des Hüftgelenks genannt?

4 Welche Knochen bilden das Acetabulum?

5 Wie wird der Oberschenkelknochen anatomisch bezeichnet?

6 Zu welchem Knochentyp gehört der Femur?

7 Wie heißt jener Teil des Femur, der den Kopf des Hüftgelenkes bildet?

8 Welchen Teil des Femurs findet man distal des Femurkopfes?

9 Warum ist der Schenkelhals von großem praktischem Interesse?

10 Unmittelbar distal des Schenkelhalses findet man am Femur 2 große Knochenvorsprünge. Der größere Knochenvorsprung liegt lateral, der kleinere medial. Wie werden diese Knochenvorsprünge deutsch und anatomisch bezeichnet?

11 Der Trochanter major ist u.a. ein wichtiger Orientierungspunkt bei der intramuskulären Injektion. Wie findet man den Trochanter major?

12 Der distale Femur ist kolbig aufgetrieben. Wie werden die beiden distalen Knochenwülste des Femurs genannt?

13 Welche Knochen bilden den Unterschenkel?

14 Wie werden Schienbein und Wadenbein anatomisch genannt?

15 Welche Knochen bilden das Kniegelenk?

16 Wie lautet die anatomische Bezeichnung für die Kniescheibe?

17 Die Patella ist ein Knochen, der sich in der Sehne des vierköpfigen Oberschenkelmuskels (M. quadriceps) befindet. Wie werden Knochen, die sich in der Sehne eines Muskels befinden, genannt?

18 Welche Aufgabe hat ein Sesambein?

19 Zu welchem Gelenktyp wird das Kniegelenk gerechnet (Begründung!)?

20 Wird das Kniegelenk eröffnet, so findet man im Inneren des Kniegelenkes 2 halbmondförmige Knorpelscheiben. Wie heißen diese halbmondförmigen Knorpelscheiben?

21 Im Kniegelenk befindet sich an der Medialseite (medialer Meniskus) und an der Lateralseite (lateraler Meniskus) je ein Meniskus. Welche Aufgabe erfüllen beide Menisken?

22 Am Kniegelenk findet man mehrere Bänder. Diese verleihen dem Kniegelenk Stabilität. Welche Bänder verhindern ein Abknicken des Knies nach innen oder außen?

23 Neben den 2 Seitenbändern findet man am Kniegelenk auch 2 Kreuzbänder. Sind die Kreuzbänder zerrissen, so kann man den Unterschenkel gegen den feststehenden Oberschenkel wie eine Schublade bewegen. Können Sie erklären, welche Funktion die Kreuzbänder normalerweise ausfüllen?

24 Bei Verletzungen ist der mediale Meniskus etwa 20mal häufiger betroffen als der laterale. Können Sie dies aus der Anatomie erklären?

25 Aus welchen Knochen besteht die Fußwurzel?

26 Welcher Knochen der Fußwurzel wird in der Anatomie als Talus bezeichnet?

8 Schädel

1 Am knöchernen Schädel kann man Gehirnschädel und Gesichtsschädel unterscheiden. Welche Organe werden von dem Gehirnschädel umschlossen?

2 Aus welchen beiden Teilen besteht der Gehirnschädel?

3 Das Schädeldach wird von insgesamt 6 Knochen gebildet. Zählen Sie die einzelnen Knochen von ventral nach dorsal auf.

4 Mit welchem anatomischen Fachausdruck wird das Stirnbein bezeichnet?

5 Im Bereich des Schädeldaches stoßen die einzelnen Knochen aneinander. Die Verbindungsstellen der Knochen sehen gezackt aus. Wie lautet der Fachausdruck für die Schädelnähte?

6 Welche Knochen stoßen in der Kranznaht zusammen?

7 Den anatomischen Ausdruck für Stirnbein (Os frontale) haben Sie schon kennengelernt. Bezeichnen Sie nun jene Knochen, die die Kranznaht bilden, mit ihren anatomischen Namen.

8 Welche Naht liegt zwischen dem rechten und linken Scheitelbein (Os parietale)?

9 Welche Knochen bilden die Lambdanaht?

10 Betrachtet man ein aufgeschnittenes Os frontale, so fällt
   einem welche Besonderheit auf?

11 Können Sie neben der Stirnhöhle im Os frontale (Stirnbein)
   noch einen weiteren Hohlraum im Bereich des Schädelknochens
   nennen?

12 Die Suturen stellen im Erwachsenenalter eine feste Verzahnung
   der Schädelknochen dar. Sehen beim Neugeborenen die Suturen
   genau so aus wie beim Erwachsenen?

13 Wie werden die knöchernen Lücken des Neugeborenenschädels,
   die nur durch Bindegewebe überbrückt sind, gennant?

14 Am Schädel des Neugeborenen kann man eine vordere und eine
   hintere Fontanelle tasten. Wie unterscheiden sich die beiden
   Fontanellen voneinander?

15 Die vierseitige Begrenzung der vorderen Fontanelle kommt
   durch das paarig angelegte Stirnbein und die beiden Scheitelbeine zustande. Für welches Fachgebiet ist die Kenntnis der
   Fontanellen von besonderen Wichtigkeit?

16 Von welchen 3 Knochen wird die kleine Fontanelle gebildet?

17 Mit welchem Fachausdruck wird das Hinterhauptbein bezeichnet?

18 Das Gehirn wird vom Schädeldach allseitig umschlossen. Welche knöcherne Struktur bildet den "Boden" des Gehirns?

19 Betrachtet man die Schädelbasis, so fallen einem eine Anzahl
   von Löchern in der Schädelbasis auf. Welchem Zweck dienen diese Löcher?

20 Im dorsalen Abschnitt der Schädelbasis fällt einem ein besonders großes Loch auf. Es handelt sich hier um das Foramen
   magnum. Welche Bedeutung hat das Foramen magnum?

21 Im Mittelabschnitt der Schädelbasis findet man den Türkensattel. Wie wird der Türkensattel in der Anatomie bezeichnet?

22 Welches Organ ist vom Türkensattel (Sella turcica) umschlossen?

23 Liegt das Gehirn unmittelbar dem Knochen des Schädels an?

24 Wie lautet der Fachausdruck für das Gehirnwasser?

25 Bei der Beobachtung eines Patienten, der ein schweres Schä-
   deltrauma erlitten hat, fällt eine ständige Flüssigkeits-
   sekretion aus der Nase auf. Dieser Patient hat nicht etwa
   Schnupfen, sondern er verliert Liquor aus der Nase. Erklären
   Sie dies aus der Anatomie der Schädelbasis.

III Muskulatur

1 Allgemeine Muskellehre I

1 Durch welche Fähigkeit ist das Muskelgewebe ausgezeichnet?

2 Welche 3 Muskelgewebe kann man unterscheiden?

3 Wo kommt die glatte Muskulatur im Organismus vor?

4 Welche Eigenschaften zeichnen die glatte Muskulatur aus?

5 Nennen Sie 2 weitere Namen, mit denen die Skelettmuskulatur bezeichnet werden kann!

6 Über welche Eigenschaften verfügt die quergestreifte Muskulatur?

7 Betrachtet man im Mikroskop die Herzmuskulatur, so fällt einem wie bei der Skelettmuskulatur eine Querstreifung auf. Kann man aus diesem Grunde die Herzmuskulatur zur Skelettmuskulatur hinzuzählen?

8 Der Skelettmuskel ist häufig nicht direkt am Knochen befestigt. Wie heißt die bindegewebige Struktur, mittels derer der Muskel am Knochen befestigt ist?

9 Was versteht man unter einer Aponeurose?

10 Wie werden die Muskeln genannt, die einer anderen Muskelgruppe entgegenwirken?

11 Welches chemische Element hat einen wesentlichen Anteil am Zustandekommen einer Muskelkontraktion?

12 Zur Muskelkontraktion wird Energie benötigt. Aus welcher chemischen Substanz gewinnt der Organismus diese Energie?

13 Wird bei der Muskelkontraktion die Energie vollständig in mechanische Arbeit umgewandelt?

14 Was versteht man unter einer Muskelkontraktur?

15 Was versteht man unter isometrischer Muskelkontraktion?

16 Was versteht man unter isotonischer Muskelkontraktion?

17 Betrachtet man einen Muskel, so ist dieser Muskel von einer
   straffen bindegewebigen Haut umgeben. Wie wird diese Struktur genannt?

18 Wird ein Muskel, z.B. infolge längerer Krankheit, nicht betätigt, so kommt es zum Muskelschwund. Mit welchem Fachausdruck wird dieser Vorgang bezeichnet?

2 Allgemeine Muskellehre II (Synapse)

 1 Eine wesentliche Eigenschaft des Muskelgewebes ist die Fähig-
   heit zur Kontraktion. Wann kommt es zur Kontraktion von Muskelfasern?

 2 Nennen Sie 3 Begriffe, mit denen der lange Fortsatz einer
   Nervenzelle bezeichnet wird!

 3 Wie wird die Verbindungsstelle zwischen Axon und Muskelfaser
   bezeichnet?

 4 Gibt es Synapsen nur zwischen Nervenfasern und Muskelfasern?

 5 Mit welchem anderen Begriff wird die Synapse zwischen Nervenfasern und Muskelfasern auch bezeichnet?

 6 Betrachtet man eine Synapse im Elektronenmikroskop, so erkennt man einen Spalt ("synaptischer Spalt") zwischen der
   kolbig aufgetriebenen Nervenendigung und der Muskelfaser.
   Wie gelangt prinzipiell der Nervenimpuls von der Nervenfaser
   zur Muskelfaser?

 7 In der Synapse findet man eine Anzahl feiner Bläschen, die
   beim Eintreffen eines Nervenimpulses zerplatzen und einen
   Stoff in den synaptischen Spalt freisetzen. Welche Bedeutung
   hat dieser Stoff?

 8 Welche Wirkung ruft Acetylcholin an der Muskelfaser hervor?

 9 Gelangt Acetylcholin zur Muskelfaser, kommt es in der Regel
   zur Kontraktion der Muskelfaser. Warum bleibt die Muskelfaser eigentlich nicht dauerhaft kontrahiert?

10 Wie heißt jene Substanz, die das Acetylcholin spaltet?

11 Die Kenntnis der Physiologie der Synapse ist z.B. für das
   Verständnis moderner Narkoseverfahren unerläßlich. Zur to-
   talen Entspannung der Muskulatur bei der Narkose werden
   Medikamente eingesetzt, die auf die Synapse wirken. Können
   Sie ein solches Medikament nennen?

12 Das indianische Pfeilgift Curare (und Medikamente, die chemisch dem Curare ähnlich sind) führt zur totalen Lähmung der Muskulatur. Wie wirkt das Curare?

13 Gibt es neben dem Curare noch andere Medikamente, die zu einer totalen Erschlaffung der Muskulatur führen?

14 Wie wirkt das Succinylcholin?

15 Mit welchem Fachausdruck wird die totale Erschlaffung der Muskulatur in der Narkose bezeichnet?

3 Muskulatur der Bauchwand

1 Die Organe des Thorax (Herz, Lunge, Speiseröhre, Luftröhre ..) werden vorwiegend durch die Rippen geschützt. Welche anatomische Struktur schützt die Baucheingeweide?

2 Zu welchem Muskeltyp gehört die Muskulatur der Bauchwand?

3 Kann die Muskulatur der Bauchwand willkürlich bewegt werden?

4 Welche Muskeln werden im einzelnen zur Bauchwandmuskulatur gerechnet?

5 Beim schrägen äußeren, schrägen inneren und querverlaufenden Bauchmuskel erkennt man anhand eines Bildes sofort, daß es sich hierbei um Muskeln handelt, die sowohl rechts als auch links vorkommen (also paarig sind). Ist der gerade Bauchmuskel auch ein paariger Bauchmuskel?

6 Wie wird der gerade Bauchmuskel anatomisch bezeichnet?

7 Der gerade Bauchmuskel verläuft vom Sternum und den medialen Anteilen der Rippen bis zur Symphyse. Welche Bewegung führt der Organismus aus, wenn der Rektus sich kontrahiert?

8 Mit welchem Fachausdruck wird der äußere schräge Bauchmuskel bezeichnet?

9 Welchen Verlauf haben die Muskelfasern des M. obliquus abdominis externus (Externus)?

10 Wie wird der innere schräge Bauchmuskel in der Anatomie bezeichnet?

11 Welchen Faserverlauf zeigt der Internus?

12 Welcher Muskel bildet die innerste Muskelschicht der Bauchwand?

13 Mit welchem Fachausdruck wird der querverlaufende Bauchmuskel bezeichnet?

14 Beschreiben Sie den Verlauf der Muskelfasern des Transversus!

15 Nennen Sie Muskeln, die bei einem Messerstich in die seitli-
   che Bauchwand von außen nach innen verletzt werden!

16 Welche Bewegung des Organismus kommt zustande, wenn sich die
   schrägen Bauchmuskeln kontrahieren?

17 Sie haben bereits 3 Funktionen der Bauchmuskulatur kennengelernt:
   1. Beugung nach ventral (Rektus),
   2. Beugung nach lateral (schräge Bauchmuskulatur),
   3. Schutzfunktion (alle Bauchwandmuskeln).
   Haben die Bauchwandmuskeln auch noch andere Funktionen?

18 Was versteht man unter Bauchpresse und welche Bedeutung hat
   sie?

19 Der Brustkorb wird in der Anatomie als Thorax bezeichnet,
   wie wird der Bauchraum in der Anatomie bezeichnet?

20 Der innerste Bauchmuskel ist der Transversus. Grenzt der Transversus direkt an das Bauchfell (Peritoneum)?

4 Leistenregion

1 Mit welchem anatomischen Ausdruck wird das Leistenband bezeichnet?

2 Nennen Sie 4 Strukturen, die dorsal des Leistenbandes ziehen.

3 Zwischen welchen Knochenpunkten (anatomisch und deutsch) ist
  das Leistenband gespannt?

4 Wie wird der Externus auf deutsch bezeichnet?

5 Der Externus ist mittels einer breiten Sehnenplatte am Leistenband befestigt. Wie heißt diese Sehnenplatte?

6 Der Hoden wird in der Embryonalzeit in der Bauchhöhle angelegt. Nach der Geburt befindet er sich im Skrotum, also außerhalb der Bauchhöhle. Warum ist dies so?

7 Kranial des Leistenbandes durchbricht der Hoden bei seiner
  Wanderung die Bauchwand. Wie nennt man den dabei entstehenden
  Kanal?

8 Wie verläuft dieser Kanal?

9 Nennen Sie 4 anatomische Strukturen, die sich beim Mann im Leistenkanal befinden.

10 Mit welchem anatomischen Ausdruck wird der Samenleiter bezeichnet?

11 Welche Aufgabe hat der Samenleiter?

12 Wo befindet sich der äußere Leistenring (Anulus inguinalis superficialis)?

13 Was versteht man unter dem inneren Leistenring und wo befindet sich dieser?

14 Nennen Sie den Inhalt des Leistenkanals bei der Frau!

15 Wie bezeichnet man anatomisch das runde Mutterband?

16 Welche Aufgabe hat das runde Mutterband?

17 Was versteht man unter einer Hernie?

18 Wo befindet sich eine Schenkelhernie?

19 Was versteht man unter dem Urachnus?

20 Ein Säugling, dessen Nabel ständig näßt und gerötet ist, leidet wahrscheinlich unter ....

21 Wo befinden sich, bezüglich des Lig. inguinale, die Leistenhernien?

22 Welche beiden Typen von Leistenhernien werden unterschieden?

23 Welche anatomische Struktur ist maßgebend dafür verantwortlich, ob es sich um eine mediale oder laterale Leistenhernie handelt?

24 1. Mit welchem Ausdruck werden die medialen Leistenhernien auch bezeichnet?
   2. Mit welchem Ausdruck werden die lateralen Leistenhernien auch bezeichnet?

25 Was soll mit der Bezeichnung "direkte Leistenhernie" zum Ausdruck gebracht werden?

26 Was soll mit der Bezeichnung "indirekte Leistenhernie" zum Ausdruck gebracht werden?

5 Zwerchfell

1 Welche beiden Räume werden durch das Zwerchfell getrennt?

2 Wie kann man die Lage des Zwerchfells beschreiben?

3 Welche Funktion hat das Zwerchfell?

4 Welcher paarige Nerv steuert das Zwerchfell?

5 Woher stammt der N. phrenicus?

6 Warum ist es wichtig zu wissen, daß der N. phrenicus aus dem Halsmark stammt?

7 Wie steht das Zwerchfell bei der Einatmung?

8 Das Zwerchfell besteht in der Mitte aus einer sehnigen Platte. Wie wird diese sehnige Platte genannt?

9 Das Zwerchfell trennt die Brusthöhle von der Bauchhöhle. Ist diese Trennung vollständig?

10 Welche Struktur, die zum Verdauungstrakt gerechnet wird, durchbohrt das Zwerchfell?

11 Von welchen beiden Gefäßen wird das Zwerchfell durchbohrt?

12 Welche Nerven des autonomen Nervensystems (Eingeweidennerven- system) durchbohren das Zwerchfell?

6 Muskulatur der Brustwand

1 Eine Funktion der Bauchmuskulatur besteht im Schutze der Baucheingeweide. Welche Struktur schützt im wesentlichen die Brusteingeweide?

2 Welcher Muskel dient als Hauptatemmuskel?

3 Wodurch wird im Prinzip die Einatmung erreicht?

4 Sind neben dem Zwerchfell auch andere Muskeln an der Atmung beteiligt?

5 Wie werden diese Muskeln in ihrer Gesamtheit genannt?

6 Auf welche Weise beeinflussen die Atemhilfsmuskeln die Atmung?

7 Mit welchem Fachausdruck wird die Einatmung bezeichnet?

8 Was versteht man unter Exspiration?

9 Aus welchen 2 Muskelgruppen besteht die Interkostalmuskulatur?

10 Wie wirken die Mm. intercostales externi (äußeren Zwischenrippenmuskeln)?

11 Nennen Sie 2 weitere Muskeln, die sich an der vorderen Thoraxwand befinden!

12 Mit welchem anatomischen Ausdruck wird der große Brustmuskel
bezeichnet?

13 Hat der M. pectoralis major neben seiner Funktion als Atem-
hilfsmuskel noch weitere Funktionen?

14 Bei den verschiedensten Krankheitszuständen (z.B. "Asthma")
kommt es zur Atemnot. Dabei setzt der Patient verstärkt seine
Atemmuskulatur ein. Wie muß ein Patient im Bett gelagert werden, damit er seine Atemhilfsmuskulatur optimal einsetzen
kann?

IV Herz – Kreislauf

1 Allgemeine Kreislauflehre

1 Welche Aufgabe hat das Herz-Kreislauf-System?

2 Welches Organ kann als der Motor des Kreislaufsystems bezeichnet werden?

3 Über wieviel Liter Blut verfügt der durchschnittliche Erwachsene?

4 Über welche 3 prinzipiell verschiedene Blutgefäße verfügt das Kreislaufsystem?

5 Was versteht man unter einer Arterie?

6 Kann man sagen, eine Arterie ist ein Blutgefäß, welches sauerstoffreiches Blut enthält?

7 Was ist eine Vene?

8 Wie heißen jene Blutgefäße, die die Verbindung zwischen Arterie und Vene herstellen und die die Zellen des Organismus wie ein feines Netz umspinnen?

9 Welche Aufgabe hat die Lunge im Kreislaufsystem?

10 Welche beiden Untereinheiten des Kreislaufs können unterschieden werden?

11 Mit welchem anderen Ausdruck wird der große Kreislauf auch bezeichnet?

12 Erklären Sie das Zustandekommen des Ausdrucks "Körperkreislauf"!

13 Das Herz besteht aus einer rechten und einer linken Herzhälfte. Von welcher Herzhälfte nimmt der Körperkreislauf seinen Anfang?

14 Jede Herzhälfte besteht aus 2 getrennten Hohlräumen. Wie werden diese Hohlräume genannt?

15 Aus wievielen Hohlräumen besteht das Herz insgesamt?

16 Von welcher Herzhöhle nimmt der große Kreislauf seinen Anfang?

17 Die linke Herzkammer wirft das Blut bei ihrer Kontraktion in eine Arterie. Die Arterie, die mit der linken Kammer verbunden ist, wird Hauptschlagader genannt. Welcher anatomische Ausdruck ist für die Hauptschlagader auch sehr gebräuchlich?

18 Welchen Sauerstoffgehalt hat das Blut in der linken Kammer?

19 Was geschieht mit dem sauerstoffreichen Blut, das die Aorta durchströmt?

20 In welchen Gefäßen gibt das Blut den Sauerstoff an die Zellen ab?

21 Findet neben dem Sauerstoffaustausch in den Kapillaren auch noch ein anderer Vorgang statt?

22 Welche Gefäße transportieren das Blut zum Herzen zurück?

23 Welchen Sauerstoffgehalt hat das Blut in den Arterien des Körperkreislaufes?

24 Welchen Sauerstoffgehalt hat das Blut in den Venen des Körperkreislaufes?

25 In welcher Herzhöhle endet der große Kreislauf?

26 Warum wird der kleine Kreislauf auch Lungenkreislauf genannt?

27 Welchen Sauerstoffgehalt hat das Blut im rechten Vorhof?

28 Wohin gelangt das Blut, wenn der rechte Vorhof sich kontrahiert?

29 In welcher Herzhöhle beginnt der Lungenkreislauf?

30 In welche "Gefäßart" gelangt das Blut, wenn die rechte Kammer sich kontrahiert?

31 Wie wird diese Arterie genannt?

32 Welchen Sauerstoffgehalt hat das Blut in der Lungenarterie?

33 Welchen Kohlendioxidgehalt hat das Blut in der Lungenarterie?

34 Die Lungenarterie teilt sich - nachdem sie sich vorher in viele Unteräste verzweigt hat - letztendlich in die Lungenkapillaren auf. Was geschieht mit dem Kohlendioxid in den Lungenkapillaren?

35 Welcher weitere Vorgang findet in den Lungenkapillaren statt?

36 In welche Gefäße strömt das Blut, nachdem es die Lungenkapillaren verlassen hat?

37 Welchen Sauerstoffgehalt hat das Blut in den Lungenvenen?

38 Welchen Kohlendioxidgehalt hat das Blut in den Lungenvenen?

39 Wohin münden die Lungenvenen?

40 Wohin gelangt das Blut, wenn sich der linke Vorhof kontrahiert?

41 Welchen Sauerstoff- und Kohlendioxidgehalt findet man im linken Vorhof?

42 Wo endet der Lungenkreislauf?

43 Wo findet prinzipiell die Sauerstoffabgabe aus dem Blut statt?

44 Wo findet die Sauerstoffaufnahme in das Blut statt?

2 Aufbau des Herzens

1 Wie groß ist das Herz eines gesunden Erwachsenen?

2 Wie hoch ist durchschnittlich das Gewicht eines gesunden Herzens beim Erwachsenen?

3 Aus welchen 4 Herzhöhlen besteht das Herz?

4 Welcher anatomische Fachausdruck wird für die Herzkammer verwendet?

5 Was bedeutet die Bezeichnung Atrium?

6 Wodurch wird die linke Herzhälfte von der rechten Herzhälfte getrennt?

7 Mit welchem Fachausdruck wird die Herzscheidewand bezeichnet?

8 Besitzen die Ventrikel oder die Atrien mehr Muskelmasse?

9 Welche Funktion haben die Atrien (Vorhöfe)?

10 Welcher der beiden Ventrikel ist der muskelstärkere?

11 Warum ist der linke Ventrikel wesentlich muskelstärker als der rechte?

12 Aus welchen 3 Schichten ist die Herzwand aufgebaut (von innen nach außen)?

13 Das Endokard grenzt an das Blut. Welche Gewebeart bildet die unmittelbare Grenzschicht?

14 Aus welchem Gewebe besteht das Myokard?

15 Welche Bedeutung hat das Epikard?

16 Wie werden die Blutgefäße genannt, die das Herz versorgen?

17 Welcher Fachausdruck ist für die Herzkranzgefäße gebräuchlich?

18 Sie haben sicherlich schon häufiger die Krankheitsbezeichnung "Herzschlag" (Herzinfarkt) gehört. Welche Veränderung
des Herzens liegt prinzipiell dem Herzinfarkt zugrunde?

19 Welche Bedeutung hat der Herzbeutel?

20 Mit welchem Fachausdruck wird der Herzbeutel bezeichnet?

21 An welcher Stelle befindet sich beim gesunden Erwachsenen
die Herzspitze?

22 Welches Gefäß entspringt aus dem linken Ventrikel?

23 Aus welcher Herzhöhle entspringt die Lungenarterie (A. pulmonalis)?

24 In welche Herzhöhle münden die 2 großen Venen des Körperkreislaufes?

25 Wie heißen die beiden großen Venen des Körperkreislaufes?

26 Welche Gefäße münden in den linken Vorhof?

27 Was versteht man unter Herzhypertrophie?

3 Herzklappen

1 Bekanntlich strömt das Blut bei der Kontraktion des linken
Ventrikels in die Aorta. Warum strömt das Blut nicht auch in
den linken Vorhof?

2 Welche grundsätzliche Funktion haben die Herzklappen?

3 Wieviele Herzklappen gibt es?

4 Wie heißen die 4 Herzklappen?

5 Wie wird die zweizipflige Segelklappe in der Anatomie bezeichnet?

6 Wo ist die Mitralklappe (Mitralis) lokalisiert?

7 Welche Klappe befindet sich zwischen rechtem Atrium und
rechtem Ventrikel?

8 Mit welchem Fachausdruck wird die dreizipflige Segelklappe
bezeichnet?

9 Welche Aufgabe hat die Trikuspidalklappe (Trikuspidalis)?

10 Mit welchem Sammelbegriff werden die Mitralis und Trikuspidalis bezeichnet?

11 Die anatomische Bezeichnung für die Segelklappen erinnert
an die Lage zwischen Atrium und Ventrikel. Wie lautet der
Fachausdruck?

12 Wo befindet sich die Pulmonalklappe?

13 Welche Aufgabe erfüllt die Pulmonalklappe?

14 Welche Klappe liegt zwischen linkem Ventrikel und der Aorta?

15 Wie werden die Aortaklappe und die Pulmonalklappe gemein-
schaftlich bezeichnet?

16 Wo sind prinzipiell die Segelklappen lokalisiert?

17 Welcher Klappentyp ist zwischen einem Ventrikel und der aus
diesem Ventrikel entspringenden Arterie lokalisiert?

18 Wie wird die Kontraktionsphase des Herzens genannt?

19 Was versteht man unter Diastole?

20 Wie stehen die Segelklappen (Atrioventrikularklappen) während der Systole der Herzkammern?

21 Wie stehen die Taschenklappen während der Systole?

22 Wie stehen die Taschenklappen während der Diastole?

23 Wie verhalten sich die Segelklappen in der Diastole?

24 Was versteht man unter einer Klappenstenose?

25 Können Sie das Wort "Aortenstenose" erklären und die unmittelbare Auswirkung auf den linken Ventrikel angeben?

26 Was versteht man unter Herzklappeninsuffizienz?

4 Erregungsleitungssystem des Herzens

1 Welcher andere Ausdruck ist für das Erregungsleitungssystem
des Herzens noch gebräuchlich?

2 Worin besteht prinzipiell die Aufgabe des Reizleitungssystems?

3 Handelt es sich bei dem Reizleitungssystem des Herzens um Nervenfasern?

4 Aus welchen Teilen ist das Reizleitungssystem zusammengesetzt?

5 Wo ist der Sinusknoten lokalisiert?

6 Wie kann man die Funktion des Sinusknotens bei einem gesunden Herzen beschreiben?

7 Wohin gelangt die vom Sinusknoten ausgehende Erregung?

8 Welche Aufgabe hat der AV-Knoten?

9 Wie kommt die Bezeichnung AV-Knoten zustande?

10 Die Erregung wird im AV-Knoten verzögert. Worin besteht die physiologische Bedeutung dieser Verzögerung?

11 Wie gelangt die Erregung vom AV-Knoten zur Herzmuskelzelle?

12 Kann ein isoliertes Herz - wenigstens für eine gewisse Zeit - außerhalb des Körpers weiterschlagen?

13 Wie oft schlägt das Herz eines Erwachsenen in Ruhe?

14 In welchen Situationen ist es erforderlich, daß das Herz schneller schlägt?

15 Wodurch wird die Anpassung des Herzschlages an die jeweilige Situation erreicht?

16 Welcher Nerv des autonomen Nervensystems beschleunigt die Herzfrequenz?

17 Wie heißt der Gegenspieler des Sympathikus?

18 Welcher Teil des Parasympathikus verlangsamt die Herzfrequenz?

5 EKG

1 Was bedeutet die Abkürzung "EKG"?

2 Welche grundsätzliche Bedeutung hat das Elektrokardiogramm in der Diagnostik von Herzerkrankungen?

3 Welche physikalische Größe wird im EKG gemessen?

4 In welcher Größenordnung liegt die elektrische Spannung, die in einem EKG gemessen wird?

5 Ein Millivolt (mV) bedeutet 1/1000 Volt (V). Nennen Sie zum
  Vergleich die Spannung, die man in einer Haushaltssteckdose
  messen kann!

6 An welcher Stelle entsteht im Herzen normalerweise die elektrische Spannung?

7 Was versteht man unter einem Extremitäten-EKG?

8 Bei einem Extremitäten-EKG gibt es 4 Elektroden. Mit welchen
  Farben sind die Elektroden gekennzeichnet?

9 Wie werden die Elektroden beim Extremitäten-EKG angelegt?

10 Betrachtet man ein EKG, so erkennt man Zacken und Wellen.
   Wie werden die Zacken und Wellen bezeichnet?

11 Wie heißt die 1. Welle im EKG?

12 Welchem Zustand entspricht die P-Welle?

13 Welches Bild findet man im EKG, wenn sich die Erregung in
   den Ventrikeln ausbreitet?

14 Welchem Vorgang entspricht die T-Welle?

15 Was versteht man unter der P-Q-Zeit?

16 Beim Vorhofflimmern findet man im Bereich der Vorhöfe nur ein
   unkoordiniertes Muskelzucken. Woran kann man Vorhofflimmern
   im EKG erkennen?

17 Nicht selten findet man im EKG zwischen 2 normalen Herzaktio-
   nen einen Q-R-S-Komplex eingestreut. Wie wird eine solche
   EKG-Veränderung genannt?

18 Der EKG-Monitor (EKG-Bildschirm) dient bei der Narkose oder
   auf der Intensivstation der dauernden Überwachung von gefähr-
   deten Patienten. Bei oder nach Operationen findet man häufig
   im EKG-Monitor eine deutliche Beschleunigung der Herzfrequenz.
   Wie wird dieser Zustand genannt?

19 Was versteht man unter Bradykardie?

6 Blutdruck und Windkesselfunktion

1 Welcher Druck ist im allgemeinen gemeint, wenn man von Blutdruck spricht?

2 Bei der Messung des arteriellen Blutdrucks werden wieviele
  Werte gemessen?

3 Angenommen, es wird ein Blutdruck von 120/80 mmHg gemessen, wie wird der obere Wert (Maximalwert) genannt?

4 Begründen Sie die Bezeichnung "systolischer Blutdruck" für den Maximalwert.

5 Wie wird der untere Blutdruckwert genannt?

6 Was bedeutet es, wenn man sagt, der diastolische Blutdruck beträgt 70 mmHg?

7 Die Blutdruckmessung kann auf verschiedene Weise erfolgen, z.B. über eine liegende Nadel im arteriellen Blutstrom. Dieses Verfahren ist jedoch für Routinemessungen nicht brauchbar. Beschreiben Sie das Prinzip der Blutdruckmessung, wie es in der Praxis üblich ist!

8 Die Blutdruckmanschette wird in der Regel um den Oberarm gelegt. Der Blutdruck welcher Arterie wird dadurch gemessen?

9 Bis zu welcher Grenze ist der Blutdruck beim Erwachsenen sicher normal (mehrere Werte in Ruhe gemessen!)?

10 Ab welchem Wert ist der Blutdruck beim Erwachsenen sicher krankhaft verändert (mehrere Werte in Ruhe gemessen!)?

11 Wie sind Blutdruckwerte zwischen 140-160 mmHg systolisch und 90-100 mmHg diastolisch zu deuten?

12 Wie wird ein krankhaft erhöhter Blutdruck bezeichnet?

13 Welches Hormon bewirkt einen plötzlichen Blutdruckanstieg?

14 In welchen Situationen kommt es zur Ausschüttung von Adrenalin und Noradrenalin im Nebennierenmark?

15 Wie nennt man einen krankhaft erniedrigten Blutdruck?

16 Während der Diastole ist der Blutdruck im Herzen nahezu Null. In den Arterien herrscht jedoch während der Diastole des Herzens noch ein erheblicher Druck. Wie kommt dieser Druck zustande?

17 Mit welchem Begriff wird die Dehnung der Gefäßwand während der Systole mit Speicherung eines Teiles des Blutes und die Abgabe des gespeicherten Blutes während der Diastole bezeichnet?

18 Worin liegt der physiologische Sinn der Windkesselfunktion?

19 Was versteht man unter Herzminutenvolumen (HMV)?

20 Wie groß ist das HMV in Ruhe?

21 Aus welchen beiden Faktoren ist das HMV zusammengesetzt?

22 Der gut trainierte Ausdauersportler hat in Ruhe etwa das gleiche HMV wie der Nichtsportler. Seine Frequenz ist jedoch deutlich geringer als die des Nichtsportlers. Wie kommt dies zustande?

7 Arterien

 1 Was versteht man unter einer Arterie?

 2 Was versteht man unter arteriellem Blut?

 3 In welchen Venen findet man arterielles Blut?

 4 Was versteht man unter venösem Blut?

 5 In welcher Arterie befindet sich venöses Blut?

 6 Aus welchen 3 Schichten ist die Wand einer Arterie (von innen
   nach außen) aufgebaut?

 7 Die Intima ist jene Schicht der Arterienwand, die an das Blut
   grenzt. Aus welchem Gewebe ist die unmittelbare Grenzschicht
   aufgebaut?

 8 Die Media (mittlere Schicht) der großen Arterie enthält reich-
   lich elastische Bindegewebsfasern. Dadurch werden die großen
   Arterien elastisch. Wofür ist die Elastizität der großen Arterien von entscheidender Bedeutung?

 9 Die Media der kleineren und mittleren Arterien enthält sehr
   viele glatte Muskelzellen. Wozu dient diese glatte Muskulatur?

10 In der Adventitia der großen Arterien findet man kleine Blutgefäße. Welchem Zweck dienen diese Blutgefäße?

11 Aus welcher Arterie entspringen alle Schlagadern des Körperkreislaufes?

12 Wo entspringt die Aorta?

13 Wo endet die Aorta?

14 Welche Arterien entspringen zuerst aus der Aorta?

15 Welche Aufgaben haben die Koronararterien?

16 Aus dem Aortenbogen entspringen 3 große Gefäße, die die Blutversorgung des Kopfes und der Arme gewährleisten. Wie heißt
   das erste dieser 3 Gefäße?

17 Was bedeutet die anatomische Bezeichnung "Truncus brachiocephalicus"?

18 Welche Gebiete werden vom Truncus brachiocephalicus mit Blut
   versorgt?

19 In welche beiden Arterien teilt sich der Truncus brachiocephalicus auf?

20 Welches Gebiet versorgt die rechte A. subclavia?

21 Die rechte A. carotis communis ist für die Versorgung der
   rechten Kopfhälfte zuständig. Dabei versorgt ein Ast die
   rechte Gehirnhälfte. Wie heißt diese Arterie?

22 Außer in die A. carotis interna gabelt sich die A. carotis
   communis noch in die A. carotis externa. Welche Gebiete werden von der A. carotis externa versorgt?

23 Aus dem Aortenbogen entspringen 3 Gefäße. Das erste dieser
   3 Gefäße heißt Truncus brachiocephalicus. Wie heißen die
   beiden anderen Arterien, die aus dem Aortenbogen entspringen?

24 In welche Arterie gabelt sich die linke A. carotis communis?

25 Von welcher Arterie wird der linke Arm versorgt?

26 Zählen Sie die Arterien auf, die das Blut passieren muß, wenn
   es von der Aorta in die linke Gehirnhälfte strömt!

27 Welche Arterien passieren das Blut, wenn es von der Aorta in
   die rechte Hirnhälfte strömt?

28 Aus welchem Gefäß entspringt die rechte A. subclavia?

29 Welche großen Organe hat die Aorta im Bauchraum zu versorgen?

30 Welches der aufgezählten Organe ist paarig?'

31 Welche Arterie versorgt die Niere mit Blut?

32 Es gibt eine rechte und eine linke Nierenarterie (entsprechend
   der rechten und linken Niere). Sind die Arterien, die Leber,
   Milz, Bauchspeicheldrüse, Magen, Dünndarm und Dickdarm mit
   Blut versorgen, auch paarig?

33 Die Organe des Oberbauches (Magen, Leber, Milz, Bauchspeicheldrüse) werden von einer gemeinsamen Arterie versorgt. Wie lautet der Name dieser Arterie?

34 Von welchen beiden Arterien werden Dünndarm und Dickdarm versorgt?

35 Welche Arterie versorgt das Bein mit Blut?

36 Unter welcher anatomischen Struktur verläuft die A. femoralis?

37 Wie gelangt das Blut von der Aorta in die A. femoralis?

38 An welcher Stelle wird normalerweise der Puls gefühlt?

39 Kann man auch im Bereich der Beine den Puls fühlen?

40 Wo fühlt man im Bereich des Halses den Puls?

41 Warum sollte an der Halsschlagader (A. carotis) nicht routinemäßig der Puls getastet werden?

42 In welchen Situationen ist es notwendig und erlaubt, den Puls
an der A. carotis zu tasten?

8 Venen

1 Was ist eine Vene?

2 Was versteht man unter venösem Blut?

3 In welcher Arterie fließt venöses Blut?

4 In welchen Venen fließt arterielles Blut?

5 Welche Unterschiede erkennt man, wenn man eine Arterie und
eine Vene nebeneinander liegen sieht?

6 Wohin münden die Venen des Körperkreislaufes?

7 Wieviele Venen des großen Kreislaufes münden in das rechte
Atrium?

8 Wie heißen die beiden großen Venen des Körperkreislaufes?

9 Wie lauten die anatomischen Namen für die obere und untere
Hohlvene?

10 Welche Aufgabe erfüllt die V. cava superior?

11 Welche Vene sammelt das Blut aus der unteren Körperhälfte?

12 Welche Vene transportiert das Blut zur Leber?

13 Enthält die Pfortader (V. portae) sauerstoffreiches Blut?

14 Was ist eigentlich mit der Bezeichnung "Pfortader" oder
"Pfortadersystem" gemeint?

15 Welche beiden hintereinandergeschalteten Kapillarsysteme bilden im Bauchraum das Pfortadersystem?

16 In den Arterien wird das Blut durch den Blutdruck transportiert. Der Druck ist jedoch bereits in den Kapillaren vollständig aufgebraucht. Welche Kräfte transportieren das Blut
in den Venen zum Herzen?

17 Für den Blutstrom in den Venen ist unter anderem die Fort-
leitung der Arterienpulsationen wesentlich. Welche anatomischen Lagebeziehungen haben aus diesem Grund viele Venen zu
Arterien?

18 Durch Bewegung der Skelettmuskulatur wird der Blutstrom in
den Venen beschleunigt. Bei welchen Menschen fällt dieser
Faktor weitgehend weg?

19 Wie wird jene Erkrankung bezeichnet, bei der es im Blutgefäß
zur Gerinnselbildung kommt?

20 Was versteht man unter einer Embolie?

21 Im Bereich des Beines gibt es 2 oberflächliche Venen, die
nicht parallel zu einer Arterie verlaufen. Wie heißen diese
beiden Venen?

22 Wo verläuft am Bein die V. saphena magna?

23 Wo verläuft die V. saphena parva?

24 Was versteht man unter Varizen?

25 Welche Venen sind am häufigsten von einer Varizenbildung betroffen?

26 Warum "fällt" das Blut beim stehenden Menschen nicht infolge
seiner Schwerkraft nach unten?

27 Im Thorax herrscht ein Unterdruck. Auf die thoraxnahen Venen
wirkt sich dieser Unterdruck als Sog aus. Welche Komplikation
kann bei der Verletzung einer thoraxnahen Vene auftreten?

9 Fetaler Kreislauf

1 Nach der Geburt findet der Gasaustausch bekanntlich in den
Alveolen der Lungen statt. Vor der Geburt atmen die Lungen
jedoch nicht. An welcher Stelle findet beim Feten der Gasaustausch statt?

2 Über welches Gefäß gelangt sauerstoffreiches Blut von der
Plazenta zum Herzen des Fetus?

3 In welchem Gebilde befindet sich die Nabelvene?

4 Das Blut aus der Nabelvene gelangt jedoch nicht sofort zum
  Herzen. Es muß zunächst die Leber umgehen, um dann in die
  untere Hohlvene (V. cava inferior) zu gelangen. Wie heißt
  das Umgehungsgefäß, durch das das sauerstoffreiche Blut von
  der Nabelvene in die V. cava inferior fließt?

5 Wo mündet die V. cava inferior (gleiche Stelle wie nach der
  Geburt)?

6 Nach der Geburt gelangt das Blut aus dem rechten Vorhof in
  den rechten Ventrikel. Dies ist im fetalen Kreislauf jedoch
  ganz anders: Das sauerstoffreiche Blut aus der V. cava inferior wird über eine Leiste im rechten Vorhof zu einem Loch
  im Septum des Vorhofes transportiert. Wohin gelangt also das
  sauerstoffreiche Blut aus der unteren Hohlvene?

7 Wie heißt das Loch im Bereich des Vorhofseptums, durch das
  das sauerstoffreiche Blut aus der unteren Hohlvene in den
  linken Vorhof gelangt?

8 Wohin gelangt das Blut, wenn sich der linke Vorhof des Fetus
  kontrahiert (gleiche Stelle wie nach der Geburt)?

9 Wohin gelangt das Blut - vor und nach der Geburt, wenn sich
  der linke Ventrikel kontrahiert?

10 Welchen Sauerstoffgehalt hat das Blut beim Fetus im linken
   Ventrikel (Begründung!)?

11 Das sauerstoffreiche Blut gelangt vom linken Ventrikel in die
   Aorta und den Aortenbogen. Welche Gefäße entspringen aus dem
   Anfangsteil der Aorta und dem Aortenbogen?

12 Welche Organe werden von diesen Gefäßen mit sauerstoffreichem
   Blut versorgt?

13 Das sauerstoffreiche Blut gelangt aus dem Aortenbogen u.a.
   zum Gehirn. Dort gibt es - wie auch nach der Geburt - seinen
   Sauerstoff ab und nimmt CO_2 auf. Über welches große Gefäß
   gelangt das Blut aus der oberen Körperhälfte zurück zum Herzen?

14 Wohin mündet beim Fetus die obere Hohlvene (V. cava superior)?

15 Welchen Sauerstoffgehalt hat das Blut beim Fetus im rechten
   Atrium?

16 Wohin gelangt das sauerstoffarme Blut, wenn sich der rechte
   Vorhof beim Fetus kontrahiert?

17 Im rechten Ventrikel befindet sich beim Fetus also ebenfalls
   sauerstoffarmes Blut. In welches Gefäß gelangt das sauerstoffarme Blut nach der Kontraktion des rechten Ventrikels?

18 Nach der Geburt gelangt das Blut aus dem Truncus pulmonalis
   in die Lunge. Hier findet dann der Gasaustausch statt. Beim
   Fetus ist die Lunge jedoch überhaupt nicht entfaltet und der
   Ort des Gasaustausches ist die Plazenta. Das sauerstoffarme
   Blut gelangt beim Fetus nicht in die Lunge. Welchen Weg
   nimmt denn nun das Blut aus dem Truncus pulmonalis (Stamm
   der Lungenarterien)?

19 Wie wird die in der Fetalzeit vorhandene Verbindung zwischen
   Lungenschlagader und distalem Aortenbogen genannt?

20 Es gelangt also sauerstoffarmes Blut über den Ductus arteriosus (Ductus Botalli) in den distalen Aortenbogen. Gelangt damit auch sauerstoffarmes Blut in die obere Körperhälfte?

21 Welchen Sauerstoffgehalt hat das Blut im Bereich der Bauchaorta?

22 Aus der rechten und linken Beckenschlagader verläuft je ein
   Gefäß zur Plazenta. Diese Gefäße transportieren das "Misch-
   blut" aus den Schlagadern der unteren Körperhälfte zur Plazenta. Wie heißen diese Gefäße?

23 In welchem Gebilde verlaufen die beiden Nabelarterien?

1 Allgemeine Blutlehre

1 Wieviel Liter Blut hat der Erwachsene?

2 Aus welchen beiden Anteilen ist das Blut zusammengesetzt?

3 Was versteht man unter Hämatokrit (HK)?

4 Wie groß ist normalerweise der Hämatokritwert (HK)?

5 Welche Farbe hat sauerstoffreiches Blut?

6 Welche 3 prinzipiellen Aufgaben hat das Blut zu erfüllen?

7 Welche für die Atmung wichtigen Gase werden vom Blut transportiert?

8 Welche Farbe hat CO_2-reiches und sauerstoffarmes Blut?

9 Welche Bedeutung hat das Blut für die Ernährung?

10 Wie gelangen Hormone von der endokrinen Drüse (Hormondrüse) zu ihrem Wirkungsort?

11 Welche Bedeutung hat das Blut für die beim Zellstoffwechsel entstehenden Abfallprodukte?

12 Wie wird der flüssige Bestandteil des Blutes genannt?

13 Was ist Blutserum?

14 Aus welchen Stoffen besteht das Blutplasma?

15 Nennen Sie einige wichtige Salze, die im Blutplasma gelöst sind!

16 Wieviel Gesamteiweiß befindet sich etwa in 100 ml Blutplasma?

17 In welche Fraktionen wird das Bluteiweiß aufgeteilt?

18 Woran erkennt man ein sehr fettreiches Plasma?

19 Was versteht man unter dem pH-Wert?

20 Wie hoch ist der pH-Wert des Blutes?

21 Viele Stoffwechselvorgänge können im Organismus nur ablaufen,
   wenn der pH-Wert des Blutes konstant gehalten wird. Wie nennt
   man die Fähigkeit des Blutes, einen unterschiedlichen Anfall
   von Säuren oder Laugen aus dem Stoffwechsel auszugleichen?

2 Blutkörperchen

1 Welche 3 Typen von Blutkörperchen findet man im strömenden
  Blut?

2 Mit welchem anatomischen Ausdruck werden die roten Blutkörperchen bezeichnet?

3 Wieviele Erythrozyten enthält ein mm^3 Blut normalerweise?

4 Warum hat die Frau weniger Erythrozyten/mm^3 als der Mann?

5 Welche Aufgabe haben die Erythrozyten?

6 Welches Eiweiß ist in einem Erythrozyten enthalten?

7 Was versteht man unter dem Hb-Gehalt des Blutes?

8 Welche Hb-Werte sind für Mann und Frau normal?

9 Welches Atom befindet sich im Zentrum des Hämoglobinmoleküls?

10 Worin besteht die Aufgabe des Eisenatoms (Fe-Atoms)?

11 Wo werden die roten Blutkörperchen produziert?

12 In welcher Lebensphase ist eine besonders intensive Blutbildung (Erythropoese) erforderlich?

13 In welchem Organ werden beim Fetus rote Blutkörperchen produziert?

14 Wieviel Tage lebt ein rotes Blutkörperchen?

15 Was geschieht mit den überalterten Erythrozyten?

16 Nachdem die Membran der überalterten roten Blutkörperchen
   aufgelöst worden ist, gelangt das Hämoglobin in das Plasma.
   Was geschieht mit diesem Hämoglobin?

17 Welche Größe hat ein Erythrozyt?

18 Wodurch unterscheidet sich ein Erythrozyt von den meisten anderen Zellen des Organismus?

19 Welche anderen Blutkörperchen sind ebenfalls kernlos?

20 Die roten Blutkörperchen werden im roten Knochenmark gebildet. Will man "Auskunft" über Krankheiten der Blutbildung haben, so ist es erforderlich, rotes Knochenmark zu punktieren. An welchen Stellen wird das routinemäßig durchgeführt?

21 Die roten Blutkörperchen sind kernlos. Sie entstehen im roten Knochenmark, jedoch aus Vorstufen, die kernhaltig sind. Die jüngsten Erythrozyten im strömenden Blut enthalten noch Reste des Zellkerns. Wie werden diese Zellen genannt?

22 Das Hämoglobin der Erythrozyten enthält Eisen (Fe). Woher stammt das Eisen des Hämoglobins?

23 Neben dem Eisen ist für die Erythrozytenbildung welcher andere wichtige Stoff erforderlich?

24 Woher stammt das Vitamin B_{12}?

25 Genügt es, Vitamin B_{12} in ausreichenden Mengen mit der Nahrung zuzuführen?

26 Wie nennt man jene Erkrankung, die ursächlich auf einen Mangel an Vitamin B_{12} bei der Erythrozytenbildung zurückzuführen ist?

27 Das Eisen des Hämoglobins bindet bekanntlich den Sauerstoff (O_2). Wie wird das sauerstoffbeladene Hämoglobinmolekül genannt?

28 Welchen Einfluß auf die Färbung des Blutes hat das Oxyhämoglobin?

29 Mit welchem Fachausdruck werden die weißen Blutkörperchen bezeichnet?

30 Welche Leukozytenarten werden unterschieden?

31 Wie hoch ist die Zahl der Leukozyten in einem mm^3 Blut?

32 Die Granulozyten kann man aufgrund ihres färberischen Verhaltens in 3 weitere Untergruppen unterscheiden. Wie werden diese Untergruppen genannt?

33 Was versteht man unter einem Differentialblutbild?

34 Bei welchen Erkrankungen steigt die Zahl der neutrophilen Granulozyten stark an?

35 Bei welchen Erkrankungen kommt es zu einem Anstieg der eosinophilen Granulozyten?

36 Worin besteht die Funktion der neutrophilen Granulozyten?

37 An welcher Aufgabe des Blutes beteiligen sich die Lymphozyten?

38 Woran erkennt man die Lymphozyten in einem Blutausstrich?

39 Mit welchem Fachausdruck werden die Blutplättchen bezeichnet?

40 Welche Anzahl Thrombozyten findet man normalerweise pro mm^3
   Blut?

41 Wo werden die Thrombozyten gebildet?

42 Welche Aufgabe haben die Thrombozyten?

43 Welche Folgen hat ein Mangel and Thrombozyten?

3 Blutgruppen

1 Bereits vor Jahrhunderten hat man bei großen Blutverlusten
  versucht, Bluttransfusionen vorzunehmen. Man versuchte dabei,
  Blut von einem Tier (z.B. Schaf) auf den Menschen zu übertragen. Welche Folge stellt sich zwangsläufig bei einer Bluttransfusion von Tier auf Mensch ein?

2 Wie werden Fremdeiweiße, die in die Blutbahn eines Organismus gelangen, genannt?

3 Sind Eiweiße, die von einem anderen Menschen in die Blutbahn
  gelangen, auch Antigene?

4 Welche Wirkung ruft ein Antigen im menschlichen Organismus
  hervor?

5 Zu welcher chemischen Substanzklasse gehören die Antikörper?

6 Welche Aufgabe haben die Antikörper?

7 Welche 4 Blutgruppen findet man beim Menschen im ABO-System?

8 Neben den Blutgruppen A, B, AB und O gibt es noch eine ganze
  Reihe anderer Blutgruppen. Die 4 genannten haben jedoch in
  der Klinik die mit Abstand größte Bedeutung. Wer entdeckte
  das ABO-System?

9 Die Blutgruppe A enthält auf der Erythrozytenmembran einen
  Eiweißstoff (Antigen), dem man willkürlich den Namen "A" gegeben hat. Im Plasma der Blutgruppe A findet man einen Antikörper, der gegen die Erythrozyten der Blutgruppe B gerichtet
  ist. Man nennt diesen Antikörper Anti-B. Welches Antigen und
  welchen Antikörper enthält die Blutgruppe B?

10 Welche Antigene enthält die Blutgruppe AB?

11 Welche Antikörper gegen eine Blutgruppe des ABO-Systems findet man im Plasma der Blutgruppe A?

12 Welche Antigene enthält die Blutgruppe O?

13 Welche Antikörper enthält die Blutgruppe O?

14 Welche Voraussetzung muß bei einer Bluttransfusion erfüllt sein?

15 Was geschieht, wenn einem Menschen, der die Blutgruppe A besitzt, versehentlich Blut der Blutgruppe B transfundiert wird?

16 Mit welchem Fachausdruck wird die "Zusammenballung" der Erythrozyten bei falscher Bluttransfusion bezeichnet?

17 Um einen Transfusionszwischenfall - z.B. als Folge einer falsch bestimmten Blutgruppe - zu vermeiden, muß vor jeder Bluttransfusion eine Verträglichkeitsprobe zwischen Empfängerblut und Spenderblut durchgeführt werden. Welcher Fachausdruck ist hierfür gebräuchlich?

18 Wie wird die Kreuzprobe prinzipiell durchgeführt?

19 Welche Konsequenz muß gezogen werden, wenn es bei der Kreuzprobe zu einer Agglutination kommt?

20 Allgemein gilt: Es darf nur blutgruppengleiches Blut transfundiert werden. In extremen Notfallsituationen kann es jedoch geboten sein, von diesem Grundsatz abzuweichen. Welche Blutgruppe kann in extremen Notfallsituationen als Universalspender Verwendung finden?

21 Welche Blutgruppe kann in extremen Notfallsituationen als Universalempfänger Verwendung finden?

22 Welche 2 Blutgruppen des ABO-Systems kommen am häufigsten vor?

4 Rhesusfaktor

1 Welche weitere antigene Eigenschaft der Erythrozyten ist neben den Blutgruppen des ABO-Systems für Bluttransfusionen von entscheidender Bedeutung?

2 Der Rhesusfaktor ist ein Eiweiß, welches auf den Erythrozyten lokalisiert ist. Besitzen alle Menschen des Rhesusfaktor?

3 Durch welche Bezeichnung wird zum Ausdruck gebracht, daß der Rhesusfaktor vorhanden ist?

4 Was bedeutet die Bezeichnung Rhesus-negativ?

5 Welche Abkürzung ist bei Rhesus-positivem Blut gebräuchlich?

6 Was bedeutet die Abkürzung rh⁻ (oder d)?

7 Wie ist das Zustandekommen des Namens "Rhesusfaktor" zu erklären?

8 Welche Folgen treten ein, wenn einem Menschen der rh⁻ ist, blutgruppengleiches, aber Rh⁺-Blut zum ersten Mal übertragen wird?

9 Kommt es auch zur Antikörperbildung, wenn einem Menschen mit Rh⁺-Blut rh⁻-Blut transfundiert wird?

10 Kommt dem Rhesusfaktor außer bei der Bluttransfusion auch noch eine andere Bedeutung zu?

11 In welcher Rhesusfaktorkonstellation bei Mutter und Fetus kann es zur Rhesusunverträglichkeit kommen?

12 Es sei die Mutter rh⁻ und das Kind Rh⁺, von wem muß das Kind dann die Eigenschaft Rh⁺ geerbt haben?

13 Bekommt eine rh⁻-Mutter ein Rh⁺-Kind, so sind die Schäden beim ersten Kind in der Regel verhältnismäßig gering. Bei jeder weiteren Schwangerschaft (bei gleicher Rhesusfaktorkonstellation) sind die Schäden bei dem Kind schwerwiegender. Wie kann man dies erklären?

14 In welcher Situation dringt kindliches Blut in den mütterlichen Kreislauf ein?

15 Wie kommen die Antikörper, die die rh⁻-Mutter gegen Rh⁺ gebildet hat, in den kindlichen Kreislauf?

16 Die Antikörper gegen den Rhesusfaktor führen beim Fetus zur Hämolyse. Was versteht man unter Hämolyse?

17 In welchen anderen Situationen wird Blut hämolytisch?

18 Neugeborene, bei denen es zu einer Hämolyse infolge einer Rhesusunverträglichkeit gekommen ist, erkennt man unter anderem an einer starken Gelbfärbung der Augenbindehaut und der Haut. Wie ist die Gelbfärbung zu erklären?

19 Bei Neugeborenen, die unter einer Rhesusunverträglichkeit leiden, findet man auch eine Leber- und Milzvergrößerung. Wie kann man dies aus der Physiologie der Blutbildung erklären?

20 Welcher Unterschied besteht beim Auftreten von Rhesusunverträglichkeit und dem Auftreten von Transfusionszwischenfällen im ABO-System?

5 Blutstillung

1 Welche Blutkörperchen haben bei der Blutstillung eine wesentliche Aufgabe?

2 Was versteht man unter Blutungszeit?

3 Welches Eiweiß im Blutplasma ist für die Verfestigung des Blutpfropfens wichtig?

4 Das Fibrinogen ist im Plasma nicht gerinnungsaktiv. In welche Substanz muß das Fibrinogen umgewandelt werden, damit sich der Blutpfropf verfestigen kann?

5 Welche Substanz wandelt Fibrinogen in Fibrin um?

6 Aus welcher Vorstufe entsteht das Thrombin?

7 An der Umwandlung des Prothrombin in das Thrombin sind zahlreiche weitere Gerinnungsfaktoren beteiligt. In welche 2 Systeme kann man die Gerinnungsfaktoren einteilen?

8 Welches chemische Element hat für die Blutgerinnung die größte Bedeutung?

9 Nimmt man einem Menschen Blut ab, so gerinnt dieses Blut nach einer gewissen Zeit. Für eine Reihe von Laboruntersuchungen wird jedoch nichtgeronnenes Blut gebraucht. Wie kann man Blut außerhalb des Körpers ungerinnbar machen?

10 Was bewirkt der Zusatz von Natriumcitrat zum Blut?

11 Was versteht man unter einer Thrombose?

12 Welches Medikament erhalten unmittelbar postoperative thrombosegefährdete Patienten?

13 Welche Wirkung hat das Heparin?

14 Die meisten Gerinnungsfaktoren werden in der Leber gebildet. Welches Vitamin ist für ihre Bildung erforderlich?

15 Welches in der Klinik häufig gebrauchte Medikament hebt die Wirkung des Vitamin K auf?

6 Lymphsystem

1 Wie ist die Lymphe (Lymphflüssigkeit) zusammengesetzt?

2 In welchen Gefäßen fließt die Lymphe?

3 Worin besteht der prinzipielle Unterschied zwischen dem Lymphgefäßsystem und dem Kreislaufsystem?

4 In welchem Lymphgefäß sammelt sich die Lymphe der gesamten
  unteren Körperhälfte?

5 Wie wird der Milchbrustgang in der Anatomie bezeichnet?

6 Wie mündet der Ductus thoracicus in das Kreislaufsystem?

7 Was versteht man unter den lymphatischen Organen?

8 Welche Organe werden zu den lymphatischen Organen gerechnet?

9 Worin besteht die Aufgabe der Lymphknoten?

10 Wie ist es zu erklären, daß die Lymphknoten in der Nachbarschaft einer Krebsgeschwulst häufig anschwellen?

11 Welche Aufgabe erfüllt die Milz?

12 An welcher Stelle im Bauchraum befindet sich die Milz?

13 Welche Aufgaben haben die Lymphozyten?

14 Wann kommt es zur Produktion von Antikörpern?

15 Welche beiden grundsätzlichen Formen der Impfung werden unterschieden?

16 Was versteht man unter einer aktiven Schutzimpfung?

17 Worin besteht der Sinn einer passiven Schutzimpfung?

18 Was versteht man unter einem Lymphödem?

VI Atmungsorgane

1 Äußere und innere Atmung

1 Welchem Zweck dient die Atmung?

2 Was versteht man unter äußerer Atmung?

3 An welcher Stelle wird der Sauerstoff in das Blut aufgenommen?

4 Welches andere Gas wird in den Lungenbläschen neben dem Sauerstoff ausgetauscht?

5 Was versteht man unter innerer Atmung?

6 Die Energiegewinnung in den Zellen unseres Körpers kommt in
der Regel durch Reaktion des Sauerstoffs mit organischen Substanzen zustande. Wie wird die Energiegewinnung mit Sauer-
stoffverbrauch bezeichnet?

7 Was versteht man unter anaerober Energiegewinnung?

8 Welcher Stoff entsteht als Abfallprodukt bei der aeroben
Energiegewinnung?

9 Welche chemische Substanz benutzt der Körper zur Speicherung
von Energie?

10 Bei welcher Energiegewinnungsart entsteht mehr Adenosintriphosphat (ATP)?

11 Welchen Anteil hat der Sauerstoff an den Gasen der Luft?

12 Welche andere Gase kommen in der Luft vor?

13 Wie unterscheidet sich die Ausatmungsluft von der Einatmungsluft?

14 Mit welchem Fachausdruck wird die Einatmung bezeichnet?

15 Was versteht man unter Exspiration?

2 Nase und Rachen

1 Welche 3 Aufgaben erfüllt die Nase?

2 Die beiden Nasenhöhlen sind durch die Nasenscheidewand getrennt. Wie wird die teils knöcherene, teils knorpelige Nasenscheidewand in der Anatomie genannt?

3 Welche große Knochenplatte trennt die Nase kranial vom Gehirn?

4 Welcher Knochen der Schädelbasis bildet das Dach der Nase?

5 Welcher Hirnnerv tritt durch das Siebbein in die Nase ein?

6 Mit welchem Fachausdruck wird der Riechnerv bezeichnet?

7 Seitlich springen in die Nasenhöhlen 3 knöcherne Vorwölbungen hinein. Wie werden diese genannt?

8 Die Nasenhöhlen haben Verbindung mit einer luftgefüllten Höhle im Stirnbein. Wie heißt diese Höhle?

9 Welcher anatomische Ausdruck wird für die Stirnhöhle gebraucht?

10 Welcher andere Hohlraum steht neben der Stirnhöhle noch mit der Nasenhöhle in Verbindung?

11 Wie wird die Kieferhöhle in der Anatomie genannt?

12 Welche besondere Bedeutung kann die Verbindung zwischen den Nasenhöhlen und Stirn- und Kieferhöhlen unter krankhaften Bedingungen erlangen?

13 Gibt es noch weitere luftgefüllte Hohlräume in Knochen des Schädels?

14 Mit welchem Sammelbegriff werden die luftgefüllten Hohlräume des Schädels bezeichnet?

15 Welche Aufgabe haben die Nasennebenhöhlen?

16 In welchen Abschnitt der Atemwege gelangt die gesäuberte und angefeuchtete Luft, wenn sie die Nasenhöhlen passiert hat?

17 Welcher Fachausdruck ist für den Rachen gebräuchlich?

18 Ist der Pharynx nur Atemweg?

19 Mit welchem Sinnesorgan steht der Pharynx in Verbindung?

20 Wie wird der (paarige) Verbindungsgang zwischen dem Pharynx und dem Mittelohr genannt?

21 Können Sie eine Möglichkeit nennen, wie eine Mittelohrentzündung entstehen kann?

22 Welches lymphatische Organ befindet sich am Dach des Pharynx?

23 Welche krankhafte Bedeutung erlangt die Rachenmandel häufig bei Kindern?

3 Kehlkopf

1 Welche Bezeichnung ist in der Anatomie für den Kehlkopf gebräuchlich?

2 Welche Aufgabe hat der Larynx?

3 Im Pharynx befindet sich sowohl Speise als auch Luft. In den Larynx dürfen jedoch keine Speiseteile eindringen. Wodurch wird verhindert, daß Speiseteile beim Schlucken in den Larynx eindringen?

4 Wie lautet die anatomische Bezeichnung für den Kehldeckel?

5 Welche wichtigen Bänder findet man im Kehlkopf kaudal der Epiglottis?

6 Wie wird der Raum zwischen den Stimmbändern bezeichnet?

7 Die Stimmritze wird durch Bewegung der Stimmbänder gegeneinander eng oder weit gestellt. Bei welchem Vorgang klaffen die Stimmbänder weit auseinander (d.h. weitet sich die Stimmritze)?

8 Welcher Nerv steuert die Weitstellung der Stimmritze?

9 Bei welchem Vorgang ist die Stimmritze eng?

10 Neben der Epiglottis sind an der Bildung des Kehlkopfes (Larynx) noch eine Reihe weiterer Knochen oder Knorpel beteiligt. Nennen Sie die Wichtigsten!

11 Welcher der Knorpel, die den Larynx bilden, ist bei der Betrachtung des Halses gut sichtbar?

12 Was versteht man unter dem "Adamsapfel"?

13 Welcher Hormondrüse hat man nach dem Schildknorpel ihren Namen gegeben?

14 Welche Aufgabe haben die Stellknorpel?

15 Wie heißt der am weitesten kaudal gelegene Knorpel des
   Larynx?

4 Luftröhre, Bronchien und Lunge

 1 In welches Organ gelangt die Luft, nachdem sie den Larynx
   passiert hat?

 2 Mit welchem Fachausdruck wird die Luftröhre bezeichnet?

 3 Welche Lagebeziehung haben Trachea und Speiseröhre zueinander?

 4 Die Trachea besitzt - im Gegensatz zur Speiseröhre – eine gewisse Starrheit. Wodurch wird diese Starrheit bedingt?

 5 Wohin gelangt die Luft, nachdem sie die ca. 12 cm lange
   Trachea passiert hat?

 6 Wie wird die Aufteilungsstelle der Trachea in den rechten
   und linken Hauptbronchus genannt?

 7 Mit welchem Sammelbegriff kann man den rechten und linken
   Hauptbronchus bezeichnen?

 8 Sind der rechte und linke Hauptbronchus gleich gestaltet?

 9 Welche Bedeutung kommt dem unterschiedlichen Aufbau des
   rechten und linken Stammbronchus zu?

10 In welchen Bronchustyp verzweigen sich die Stammbronchien?

11 Wieviele Lappenbronchien gibt es?

12 Warum gibt es im Bereich der rechten Lunge 3 und im Bereich
   der linken Lunge nur 2 Lappenbronchien?

13 An welcher Stelle befindet sich die Aufteilungsstelle der
   Stammbronchien in die Lappenbronchien?

14 Was versteht man unter dem Hilus eines Organs?

15 Welche Strukturen verlaufen zum Lungenhilus?

16 Die Lappenbronchien teilen sich weiter in Segmentbronchien.
   Diese teilen sich wiederum in kleinere Untereinheiten auf.
   Wie werden die letzten Aufzweigungen des Bronchialbaumes
   genannt?

17 Wie unterscheiden sich in ihrem Aufbau die Bronchien von den
   Bronchioli?

18 Bei welcher Erkrankung kommt es insbesondere im Bereich der
   Bronchioli zu einem Krampfzustand der glatten Muskulatur?

19 Von welcher Gewebeart sind Nase, Trachea und Bronchien ausgekleidet?

20 Welche Besonderheit bietet das Epithelgewebe der Luftwege?

21 Wie wird das Flimmerhärchen tragende Epithel der Luftwege
   genannt?

22 Welche Aufgabe hat das Flimmerepithel?

23 Eine häufige Krebsart beim Raucher ist der "Lungenkrebs".
   Handelt es sich hierbei um einen Krebs, der vom Lungenge-
   webe seinen Ausgang genommen hat?

24 Wieviele Lungenlappen hat die rechte und wieviele Lappen hat
   die linke Lunge?

25 Warum weist die linke Lunge eine etwas kleinere Ausdehnung
   auf als die rechte?

26 An welcher Stelle in den Lungen findet der Gasaustausch
   statt?

27 Wie werden die Lungenbläschen in der Anatomie bezeichnet?

28 Welche Gase werden in den Alveolen ausgetauscht?

29 Wie sind die Alveolen aufgebaut?

30 Die Alveolen sind in der Lunge so angebracht, daß eine möglichst große Fläche entsteht, auf der der Gasaustausch von
   statten gehen kann. Wie groß ist die Gesamtoberfläche aller
   Alveolen?

31 Wie wird der Raum zwischen rechter und linker Lunge genannt?

32 Welche Organe befinden sich im Mediastinum?

5 Atemmechanik

 1 Betrachtet man die Lungen von außen, so erkennt man, daß die
   Lungen von glatten "Häuten" umgeben sind. Wie werden diese
   "Häute" genannt?

 2 Die Pleura besteht aus 2 Blättern. Das innere Blatt der Pleura liegt der Lunge an. Wie wird das der Lunge anliegende
   innere Pleurablatt genannt?

3 Was versteht man unter Pleura parietalis?

4 Wie heißt der Raum zwischen Pleura parietalis und Pleura
visceralis?

5 Womit ist der Pleuraspalt ausgefüllt?

6 Wie lautet die deutsche Bezeichnung für Pleura visceralis?

7 Wie lautet die deutsche Bezeichnung für Pleura parietalis?

8 Mit welcher anatomischen Struktur im Abdomen ist die Pleura
vergleichbar?

9 Welche Veränderungen spielen sich bei der Inspiration (Einatmung) am Thorax ab?

10 Welche Muskeln bewirken im wesentlichen die Erweiterung des
Thorax und damit die Inspiration?

11 Genügt es für die Inspiration, daß sich der Thoraxraum erweitert?

12 Wodurch ist die Lunge mit der Thoraxwand und dem Zwerchfell
verbunden?

13 Die Pleura parietalis ist mit der Thoraxwand und mit der
kranialen Zwerchfellseite verwachsen. Wie wird die Ausdehnung der Thoraxwand auf die mit der Lunge verwachsene Pleura
visceralis übertragen?

14 Welche Vorgänge führen zur Exspiration (Ausatmung)?

15 Was geschieht, wenn durch eine äußere Verletzung (z.B. Messerstich zwischen die Rippen) Luft in den Pleuraspalt gelangt?

16 Welcher Fachausdruck beschreibt das "Zusammenfallen" (Kollabieren) der Lunge, wenn Luft in den Pleuraspalt gelangt?

17 Welche Gewebsstrukturen in der Lunge bewirken das Kollabieren
der Lunge, wenn der Unterdruck im Thorax aufgehoben wird (Eindringen von Luft in den Pleuraspalt)?

18 Kommt es beim Pneumothorax zum Zusammenfallen beider Lungen?

19 Welcher paarige Nerv bewirkt im wesentlichen die Inspiration?

20 Wieviele Atemzüge macht in Ruhe ein gesunder Erwachsener?

21 Wieviele Atemzüge pro Minute macht ein Neugeborenes?

22 In einem Teil des Gehirns - dem verlängerten Mark - befindet
sich das Atemzentrum. Vom Atemzentrum wird die Atemfrequenz
und die Tiefe der Atmung gesteuert. Welche Veränderung im
Organismus veranlassen das Atemzentrum über den N. phrenicus,
eine Beschleunigung der Atmung zu bewirken?

6 Fassungsvermögen der Lungen

1 Von welchen Größen ist das Fassungsvermögen der Lungen beim gesunden Erwachsenen abhängig?

2 Was versteht man unter der Totalkapazität der Lunge?

3 Wie groß ist die Totalkapazität der Lunge?

4 Wie wird jenes Luftvolumen genannt, das bei körperlicher Ruhe während jedes Atemzuges ein- und wieder ausgeatment wird?

5 Was versteht man unter Vitalkapazität?

6 Wie groß ist die Vitalkapazität beim gesunden Erwachsenen?

7 Mit welchem Gerät wird in der Klinik die Vitalkapazität bestimmt?

8 Ist die Lunge "luftleer", wenn ein gesunder Mensch maximal ausgeatmet hat?

9 Was versteht man unter Totraum?

10 Welche Teile des Atemtraktes werden zum Totraum gerechnet?

11 Wird durch eine schnelle, oberflächliche Atmung die Sauerstoffsättigung im Blut erhöht?

12 Was versteht man unter dem Atemstoßtest (oder Tiffenau-Test)?

13 Wie errechnet sich das Atemminutenvolumen?

14 Welchen Sinn hat es, wenn man Patienten post operationem zeitweise durch ein Giebel-Rohr atmen läßt?

VII Verdauungsorgane

1 Ernährung und Verdauungssystem

1 Warum ist der menschliche Organismus auf die Zufuhr von Nahrungsstoffen angewiesen?

2 Aus welchen 3 Hauptbestandteilen ist unsere Nahrung zusammengesetzt?

3 Aus welchen Bausteinen sind die Eiweiße aufgebaut?

4 Welches chemische Element kommt nur im Eiweiß und nicht in Kohlenhydraten oder Fetten vor?

5 Was versteht man unter essentiellen Aminosäuren?

6 Nennen Sie einige Beispiele für essentielle Aminosäuren!

7 Wie wird der Zusammenschluß einiger Aminosäuren genannt?

8 Welcher Fachausdruck ist für die Eiweiße gebräuchlich?

9 Kann sich der Mensch längere Zeit ausschließlich von Kohlenhydraten und Fett ernähren?

10 Welches Eiweißminimum muß eine sinnvolle Ernährung aufweisen?

11 In welchen tierischen Nahrungsmitteln ist hauptsächlich Eiweiß enthalten?

12 Kommt Eiweiß auch in pflanzlichen Nahrungsmitteln vor?

13 Eiweiße dienen dem Organismus in erster Linie als Aufbaustoffe. Eiweiße dienen jedoch auch der Energiegewinnung. Wieviel kcal (Kilokalorien) können aus 1 g Eiweiß gewonnen werden?

14 Was ist eine Kilokalorie (1 kcal)?

15 Welche andere physikalische Einheit soll die Bezeichnung Kilokalorie (kcal) in zunehmendem Maße ablösen?

16 Wie kann man 1 kcal in Joule (J) umrechnen?

17 Bis zu welchen Bestandteilen müssen die Proteine im Verdauungstrakt zerlegt werden?

18 Was geschieht mit den Aminosäuren im Darm?

19 Nicht mehr funktionstüchtige, körpereigene Proteine werden
in der Leber abgebaut. Welcher Stoff ist ein Abfallprodukt
des Eiweißstoffwechsels?

20 Was geschieht mit dem Harnstoff?

21 In welche 3 Untergruppen können die Kohlenhydrate eingeteilt
werden?

22 Welche Kohlenhydrate werden zu den Monosacchariden gerechnet?

23 Welche Bezeichnung wird auf Infusionslösungen häufig für die
Fructose (Fruchtzucker) verwendet?

24 Welches Organ deckt seinen Energiebedarf praktisch ausschließlich aus Glucose (Traubenzucker)?

25 Welches ist der wohl bekannteste Zweifachzucker (Disaccharid)?

26 Aus welchen Bausteinen ist ein Molekül Maltose aufgebaut?

27 Was versteht man unter Polysacchariden?

28 Welche Polysaccharide haben für den menschlichen Stoffwechsel
die größte Bedeutung?

29 In welchen Organen ist beim Menschen das Glykogen gespeichert?

30 Bis zu welchen Bestandteilen werden die Kohlenhydrate der
Nahrungsmittel im Darm zerlegt?

31 Welche Energie gewinnt der Organismus bei der "Verbrennung"
von 1 g Kohlenhydrate?

32 1 g Eiweiß und 1 g Kohlenhydrate liefert jeweils 4,1 kcal
Energie. Wieviel Energie liefert 1 g Fett?

33 Welcher chemische Name ist für die Fette gebräuchlich?

34 In welche Bestandteile werden die Lipide im Verdauungstrakt
gespalten?

35 Gelangen die freien Fettsäuren und das Glycerin aus dem Darm
sofort in die Blutbahn?

36 Was versteht man unter essentiellen Fettsäuren?

37 Welche 3 anderen Stoffgruppen muß eine ausgewogene Ernährung
neben den 3 Nährstoffgruppen noch aufweisen?

38 Welche Mineralstoffe kommen in unserem Organismus in größeren Mengen vor?

39 Im strengen Sinn sind die Spurenelemente auch Mineralstoffe.
   Man rechnet sie im allgemeinen jedoch zu einer eigenen Grup-
   pe, weil sie nur in geringen Mengen (Spuren) in unserem Organismus vorkommen. Nennen Sie einige Beispiele für die Spurenelemente!

40 Was versteht man unter einem Vitamin?

41 Was versteht man unter einer Hypovitaminose?

2 Kauapparat, Mundhöhle und Speicheldrüsen

 1 Die Zähne dienen im wesentlichen der mechanischen Zerkleine-
   rung der Nahrung. Aus wievielen Zähnen besteht das bleibende
   Gebiß?

 2 Welche 4 Zahntypen können am bleibenden Gebiß unterschieden
   werden?

 3 Wieviele Schneidezähne gibt es im linken Oberkiefer?

 4 Über wieviele Eckzähne verfügt der Erwachsene insgesamt?

 5 Mit welchem Fachausdruck werden die Backenzähne bezeichnet?

 6 Wieviele Prämolaren gibt es im rechten Unterkiefer?

 7 Wenn es in einem gesunden Gebiß im rechten Unterkiefer 2
   Prämolaren gibt, was bedeutet dies dann für die übrigen Kie-
   ferabschnitte?

 8 Mit welchem Fachausdruck werden die Mahlzähne bezeichnet?

 9 Wieviele Molaren gibt es im linken Unterkiefer?

10 Schreiben Sie die Zahnformel für ein bleibendes Gebiß!

11 Welche 3 Abschnitte lassen sich an einem gezogenen Zahn bei
   äußerer Betrachtung erkennen?

12 Welcher Zahnteil wird als Zahnkrone bezeichnet?

13 Was versteht man unter dem Zahnhals?

14 Welcher Teil des Zahnes steckt im zahntragenden knöchernen
   Kieferfortsatz?

15 Welche Bedeutung hat der Zahnschmelz?

16 Welche Bausubstanz des Zahnes findet man unter dem Zahnschmelz

17 Im Inneren eines jeden Zahnes findet man eine kleine Höhle.
   Wie wird dieser Hohlraum bezeichnet?

18 Was befindet sich in der Pulpahöhle?

19 Aus wievielen Zähnen besteht das Milchgebiß?

20 Bis zu welchem Lebensalter sollten alle Zähne des Milchge-
   bisses vorhanden sein?

21 Warum ist es wichtig, die Milchzähne möglichst bis zum Durchbruch der bleibenden Zähne als sogenannte Platzhalter zu erhalten?

22 Welche lymphatischen Organe kann man bei der Inspektion der
   Mundhöhle erkennen?

23 In die Mundhöhle münden 3 große paarige Speicheldrüsen sowie
   eine Reihe kleinerer Speicheldrüsen. Wie heißen die paarigen
   größeren Speicheldrüsen, die in die Mundhöhle münden?

24 Zu welchem Drüsentyp werden die Ohrspeicheldrüse, die Unterkieferspeicheldrüse und die Unterzungenspeicheldrüse gerechnet?

25 Warum sind die Speicheldrüsen exokrine Drüsen?

26 Mit welchem Fachausdruck wird die Ohrspeicheldrüse bezeichnet?

27 Ist die gesunde Parotis von außen sichtbar?

28 Welche häufige Kinderkrankheit ist eine virusbedingte Entzündung der Parotis?

29 Wo mündet der Gang der Parotis in die Mundhöhle?

30 Welches Enzym ist im Speichel enthalten?

31 Welche Aufgabe hat das Ptyalin?

32 Erklären Sie, warum Brot nach längerem Kauen süßlich schmeckt.

3 Speiseröhre, Magen und Zwölffingerdarm

1 Welche beiden anatomischen Bezeichnungen sind für den Magen
  gebräuchlich?

2 In welcher Bezeichnung für eine Magenerkrankung kommt der
  Wortstamm "Gaster" vor?

3 In welcher Bezeichnung für eine Magenerkrankung kommt der Wortstamm "Ventriculus" vor?

4 Wie wird die Einmündungsstelle der Speiseröhre in den Magen bezeichnet?

5 Das "Ende" des Magens ist durch einen starken Ringmuskel gekennzeichnet. Wie heißt diese Region (deutsch und anatomisch)?

6 Welcher Magenanteil ist dem Pylorus (in Richtung des Speiseflusses) vorgeschaltet?

7 Welcher Teil des Dünndarms folgt auf den Pylorus (deutsch und anatomisch)?

8 Welche beiden Magenregionen stellen den Hauptanteil des Magens dar?

9 Bekanntlich produziert der Magen u.a. Salzsäure (HCl). Welche beiden Aufgaben hat die HCl?

10 In welchen Zellen des Magens wird die HCl produziert?

11 Welcher Nerv stimuliert die HCl-Produktion?

12 Woher stammt der N. vagus?

13 Der N. vagus muß, um zum Magen zu gelangen, durch das Zwerchfell treten. An welcher Stelle tritt der rechte und linke N. vagus durch das Zwerchfell?

14 Unter einer Vagotomie wird in der Chirurgie eine Durchtrennung des Vagus verstanden. Welchen Sinn könnte diese Maßnahme haben?

15 Der Magen hat u.a. auch eine wichtige Aufgabe in der Eiweißverdauung. Welches Enzym produziert er zur Eiweißspaltung?

16 Aus welchen Bausteinen sind die Eiweiße zusammengesetzt?

17 Das Pepsin spaltet die Eiweiße in Polypeptide (= Aminosäureketten). Warum spaltet denn das Pepsin nicht die Eiweiße der Magenwand?

18 In welchen Zellen des Magens wird das Pepsinogen gebildet?

19 Wodurch wird das Pepsinogen aktiviert?

20 Was versteht man unter einem Vitamin?

21 Das Vitamin B_{12} hat eine wichtige Funktion in der Produktion der Erythrozyten und im Stoffwechsel der Nervenzelle. Warum kommt es, z.B. nach Entfernung des Magens, zu Störugen an den Erythrozyten und im Nervensystem?

22 Bekanntlich stimuliert der N. vagus die Magensaftsekretion.
Gibt es noch weitere Stimulanzien für die Magensaftsekretion?

23 Welches Hormon hemmt die Magensaftsekretion?

24 Wie groß ist der Abstand von der Zahnreihe bis zur Kardia?

25 Wie wird die Speiseröhre anatomisch bezeichnet?

26 Der Ösophagus hat 3 Engstellen. Die 1. Engstelle liegt am
Beginn des Ösophagus, die 3. an der Durchtrittsstelle durch
das Zwerchfell. Wodurch wird die 2. Engstelle verursacht?

27 Auf den Pylorus des Magens folgt das Duodenum. Wie heißt der
allererste Abschnitt des Duodenums? (In diesem Abschnitt
sind die meisten Zwölffingerdarmgeschwüre lokalisiert!)

28 In das Duodenum münden die Ausführungsgänge zweier wichtiger
Drüsen des Oberbauches. Um welche beiden Drüsen handelt es
sich?

4 Leber

1 Prinzipiell können 2 verschiedene Drüsentypen unterschieden
werden. Wie heißen die beiden Typen?

2 Wodurch unterscheidet sich die exokrine von der endokrinen
Drüse?

3 Die Leber ist eine exokrine Drüse. Wie heißt das Sekret der
Leber?

4 Was ist gemeint, wenn in der Anatomie das Wort "Galle" gebraucht wird?

5 Die Galle wird in der Leber produziert und in der Gallenblase
gespeichert. Durch welchen Stoff kommt es zur Gelb-Grün-Fär-
bung der Galle?

6 Aus welchem Stoff ist das Bilirubin entstanden?

7 Die Leber ist die größte Drüse des menschlichen Körpers. Wie
schwer ist sie?

8 Welche Seite des Oberbauches ist vorwiegend von der Leber ausgefüllt?

9 Die Leber produziert bekanntlich die Galle. Für die Verdauung
welcher Nährstoffe ist die Galle unentbehrlich?

10 Neben der Funktion eines Speichers hat die Gallenblase noch
   eine weitere. Welche?

11 Welche Menge Galle wird etwa in 24 h produziert?

12 Die Galle fließt außerhalb der Leber in einem System, das
   man Leber-Gallengang-System nennt. Über welchen Gang (deutsch
   und anatomisch) gelangt die Galle unmittelbar in die Gallenblase?

13 Wie heißt der galleführende Gang leberwärts des Ductus cysticus?

14 Über welchen Gang fließt die Galle in das Duodenum?

15 Wie heißt die Einmündungsstelle des Ductus choledochus in
   das Duodenum?

16 An der Papilla vateri mündet häufig noch ein anderer Gang
   in das Duodenum. Welcher?

17 Als Leberpforte (Leberhilus) wird jene Region der Leber bezeichnet, in die die Leberarterie und die Pfortader (V. portae) eintreten, sowie der Ductus hepaticus austritt. Welcher dieser 3 Gebilde versorgt die Leber mit sauerstoffreichem Blut?

18 Könnte man für die Pfortader auch Lebervene sagen?

19 Was versteht man unter einem Pfortadersystem?

20 Woher kommt das Blut, bevor es zur V. portae zusammenfließt?

21 Das Blut der Pfortader ist sauerstoffarm und sehr nährstoffreich. Erklären Sie dieses.

22 Die in ihre Grundbausteine zerlegten Eiweiße und Kohlenhydrate (Aminosäuren und Monosaccharide) werden in der Pfortader zur Leber transportiert. Was geschieht dann mit den im
   Darm resorbierten Fetten?

23 Welche Aufgabe erfüllt die Galle bei der Fettverdauung?

24 Ein Teil des Bilirubins entsteht aus Hämoglobin, das beim
   Erythrozytenabbau frei wird. Was geschieht dann mit dem Bilirubin, das in der Galle gelöst in den Darm sezerniert wird?

25 Wird der Bilirubinstoffwechsel gestört (z.B. durch ein Ab-
   flußhindernis im Ductus choledochus), so kommt es zur Gelbfärbung der Haut, weil sich das Bilirubin im Blut anhäuft.
   Wie nennt man dieses Krankheitsbild?

26 Über die Pfortader gelangt Glucose (Einfachzucker) in die
   Leber. Was geschieht in der Leber mit der Glucose?

27 Welche <u>beiden</u> Aufgaben hat die Leber im Eiweißstoffwechsel?

28 Welche Rolle spielt die Leber bei der Blutgerinnung?

5 Bauchspeicheldrüse

1 Mit welchem anatomischen Begriff wird die Bauchspeicheldrüse
  bezeichnet?

2 Am Pankreas werden Kopf, Körper und Schwanz unterschieden.
  Wie kann man die Lage des Pankreaskopfes beschreiben?

3 Welches Organ liegt unmittelbar ventral des Pankreas?

4 Was versteht man unter einer exokrinen Drüse?

5 Was versteht man unter einer endokrinen Drüse?

6 Welcher andere Begriff ist für eine endokrine Drüse gebräuchlich?

7 Das Pankreas kann sowohl als exokrine wie auch als endokrine
  Drüse bezeichnet werden. Begründen Sie dies!

8 Wie bezeichnet man anatomisch den Ausführungsgang der Bauchspeicheldrüse?

9 In welchem Darmabschnitt entleert sich der Ductus pancreaticus?

10 Wie wird die genaue Mündungsstelle im Duodenum bezeichnet?

11 Welcher andere Gang mündet häufig zusammen mit dem Ductus
   pancreaticus an der Papilla vateri?

12 Der Pankreassaft ist sehr enzymreich (fermentreich). Was
   versteht man unter einem Enzym (Ferment)?

13 Im Pankreassaft befinden sich u.a. Enzyme, die der Eiweißverdauung dienen. Wie werden die Eiweiße chemisch bezeichnet?

14 Aus welchen Grundbausteinen sind die Proteine zusammengesetzt?

15 Nennen Sie 2 Enzyme des Pankreas, die der Proteinverdauung
   dienen!

16 Bevor die Proteine der Nahrung mit dem Trypsin und Chymotrypsin in Berührung kommen, hat bereits ein Enzym des Magens auf
   sie eingewirkt. Welches?

17 Im Darm werden ausschließlich die Grundbausteine der Proteine (die Aminosäuren) resorbiert. Was würde geschehen, wenn im Darm keine Aminosäuren, sondern Proteine resorbiert würden?

18 Wie verarbeitet der Organismus die im Darm resorbierten Aminosäuren?

19 Der Pankreassaft enthält auch Enzyme zur Kohlenhydratverdauung. Welches Enzym spaltet die pflanzliche (Amylum) und die tierische Stärke (Glykogen) bis zum Zweifachzucker (Maltose)?

20 An welchem Ort beginnt die Kohlenhydratverdauung?

21 Durch welches andere Pankreasenzym wird der Zweifachzucker Maltose in den Einfachzucker Glucose gespalten?

22 Die im Darm resorbierte Glucose wird zur Leber transportiert. Über welches Gefäß geschieht dieser Vorgang?

23 Ein Teil der Glucose wird in der Leber in einer besonderen Form gespeichert. Wie nennt man die Speicherform der Glucose?

24 Enthält der Pankreassaft neben den Enzymen zur Proteinverdauung (Trypsin, Chymotrypsin) und den Enzymen zur Kohlenhydratverdauung (Amylase, Maltase) auch Enzyme zur Fettverdauung?

25 In welche Grundbausteine werden die Fette durch die Pankreaslipase gespalten?

26 Bei einer Entzündung der Bauchspeicheldrüse (Pankreatitis) sind die Enzyme des Pankreas im Blut und Urin vermehrt. Welche Enzyme werden bei Verdacht auf eine Pankreatitis im Labor bestimmt?

27 Welcher andere Stoff dient neben der Pankreaslipase der Fettverdauung?

28 Gelangen die Grundbausteine der Fette (Fettsäuren und Glycerin) auch über die Pfortader zur Leber?

29 Welches sehr bekannte Hormon wird in der Bauchspeicheldrüse produziert?

30 Wie heißt der genaue Ort innerhalb der Bauchspeicheldrüse, in dem das Hormon Insulin produziert wird?

31 Eine Aufgabe des Insulins ist die Konstanthaltung eines normalen Blutzuckerspiegels. In welchen Grenzen schwankt der normale Nüchternblutzucker?

32 Über welchen Ausführungsgang geben die Langerhans-Inseln das Insulin ab?

33 Insulin ist das einzige Hormon, das den Glucosespiegel des
   Blutes senkt. Auf welche Weise wird der Blutzuckerspiegel
   durch Insulin gesenkt?

34 Wie wird jene bekannte Erkrankung genannt, bei der der Glucosespiegel dauerhaft erhöht ist?

35 Ist beim Gesunden im Nüchternzustand Glucose im Urin nachweisbar?

36 Ist beim Diabetiker Glucose im Urin nachweisbar?

37 Das Insulin wird in den B-Zellen der Langerhans-Inseln produziert. Welches Hormon, das ein Gegenspieler des Insulins
   darstellt, wird in den A-Zellen der Langerhans-Inseln produziert?

38 Wird das Glukagon direkt an das Blut abgegeben?

6 Dünndarm und Dickdarm

 1 In welche 3 Abschnitte wird der Dünndarm eingeteilt?

 2 Welche anatomische Bezeichnung ist für den Zwölffingerdarm
   gebräuchlich?

 3 Welche Ausführungsgänge großer Drüsen münden in das Duodenum?

 4 Nachdem die Speise das Duodenum passiert hat, gelangt sie in
   den Leerdarm. Wie wird der Leerdarm in der Anatomie bezeichnet?

 5 Welcher Fachausdruck wird für den Krummdarm benutzt?

 6 Welche Länge hat der gesamte Dünndarm?

 7 Worin besteht die Aufgabe des Dünndarms?

 8 Betrachtet man die Dünndarmschleimhaut im Mikroskop, so erkennt man viele Zotten und Falten. Welchen Sinn haben diese
   Zotten und Falten?

 9 Was versteht man unter den Peyer-Platten?

10 Bei etwa 2% aller Menschen findet man ca. 50 cm vor der Einmündungsstelle des Ileum in den Dickdarm eine fingerdicke
   3 - 5 cm lange, blind endende Ausstülpung des Ileums. Um welches Gebilde handelt es sich dabei?

11 Wie kommt das Meckel-Divertikel zustande?

12 Welche Bedeutung kann ein Meckel-Divertikel erlangen?

13 In welchem Darmabschnitt (anatomische Bezeichnung) mündet der Dünndarm?

14 Welche Länge hat der Dickdarm?

15 Woher stammen die Bezeichnungen Dünndarm und Dickdarm?

16 Welche Aufgabe hat der Dickdarm?

17 Der Dünndarm mündet im rechten Winkel in den Dickdarm. Wie wird der Dickdarmabschnitt kaudal der Einmündungsstelle des Dünndarms genannt?

18 Welche anatomische Bezeichnung ist für den Blinddarm gebräuchlich?

19 Ist bei einer "Blinddarmentzündung" das Zökum entzündet?

20 Wo ist der Wurmfortsatz lokalisiert?

21 Wie lautet die Fachbezeichnung für den Wurmfortsatz?

22 Was versteht man unter einer Appendizitis?

23 Außer dem Zökum und der Appendix können am Dickdarm welche weiteren Abschnitte (in der Reihenfolge der Stuhlpassage) unterschieden werden (deutsche und anatomische Begriffe)?

24 Durch welche Merkmale unterscheidet sich der Dickdarm vom Dünndarm?

25 Der Darminhalt wird durch rhythmische Kontraktionen der glatten Darmmuskulatur weiterbefördert. Mit welchem Fachausdruck wird dies beschrieben?

26 Durch welche Einrichtung wird verhindert, daß Stuhl infolge der Peristaltik vom Dickdarm zurück in den Dünndarm gelangt?

27 Welche andere Bezeichnung ist noch für die Ileozökalklappe gebräuchlich?

28 Auf welcher Seite des Abdomens liegt das Zökum und die Appendix?

29 Welchen Abschnitt des Kolons findet man im linken Abdomen?

30 In welchen Darmabschnitt geht das Rektum über?

31 Was versteht man unter Stuhlkontinenz?

32 Die Stuhlkontinenz wird u.a. durch eine Reihe von Schließmuskeln gewährleistet, die sich im Bereich des Rektums und des Anus befinden. Werden diese Muskeln zerstört, so ist der Betreffende nicht mehr in der Lage, den Stuhl willentlich zurückzuhalten. Wie wird das Unvermögen, den Stuhl zu halten, genannt

33 Was versteht man unter einem Anus praeternaturalis?

34 Bei den meisten Menschen, die einen Anus praeter tragen müssen, ist ein Teil des Kolons in die Bauchwand eingepflanzt.
   Begründen Sie aus der Physiologie des Darmes, warum Menschen,
   bei denen das Ileum in die Bauchwand eingepflanzt werden
   mußte, wesentlich mehr durch den Anus praeter beeinträchtigt sind, als andere, bei denen das Kolon zum Teil erhalten
   geblieben ist.

7 Bauchfell

1 Wie wird das Bauchfell in der Anatomie genannt?

2 Mit welcher Struktur innerhalb des Thorax ist das Peritoneum
  vergleichbar?

3 Unter Pleura parietalis versteht man das Rippenfell, also
  jenen Teil der Pleura, der der Thoraxwand von innen anliegt.
  Was versteht man unter Peritoneum parietale?

4 Wie wird das Blatt des Peritoneums genannt, das die Baucheingeweide bedeckt?

5 Was versteht man unter einem intraperitonealen Organ?

6 Nennen Sie die wesentlichen intraperitonealen Organe!

7 Nehmen Sie an, die Bauchdecken werden durch einen Mittel-
  schnitt im Oberbauch durchtrennt. Welches Gebilde des Peritoneums fällt einem auf, nachdem das Peritoneum parietale
  eröffnet ist?

8 Welcher anatomische Ausdruck wird für das große Netz gebraucht?

9 Das Omentum majus ist eine Falte des Peritoneums, welche von
  der großen Kurvatur des Magens ausgeht und die die übrigen
  Eingeweide im Abdomen bedeckt. Welche Funktion hat das Omentum majus?

10 Was versteht man unter einem Mesenterium (Meso)?

11 Wie liegt das Pankreas zum Peritoneum?

12 Was bedeutet es, wenn man sagt, ein Organ liege sekundär
   retroperitoneal?

13 Nennen Sie neben dem Pankreas ein weiteres Organ, welches
   sekundär retroperitoneal liegt!

14 Wie werden Organe bezeichnet, die bereits während ihrer Entwicklung in der Fetalzeit keine Beziehung zum Peritoneum haben?

15 Nennen Sie einige primär retroperitoneale Organe!

16 Wie wird eine Entzündung des Peritoneums genannt?

17 Was versteht man unter dem Douglas-Raum?

18 Wo befindet sich bei der Frau die tiefste Stelle des Peritoneums (Douglas-Raum)?

19 Zwischen welchen Organen befindet sich beim Mann die tiefste Stelle des Peritoneums?

20 Welche Bedeutung kommt bei Erkrankungen der Bauchorgane dem Douglas-Raum zu?

VIII Hormondrüsen

1 Allgemeine Endokrinologie

1 Was versteht man unter Endokrinologie?

2 Welcher andere Begriff wird im gleichen Sinn wie "Hormondrüse" gebraucht?

3 Was ist das Kennzeichen einer endokrinen Drüse?

4 Über welche Steuerungssysteme verfügt der Organismus, um die Funktionen der einzelnen Organe aufeinander abzustimmen?

5 Welcher Unterschied im Hinblick auf die Geschwindigkeit der "Befehlsübermittlung" besteht zwischen Nervensystem und Hormonsystem?

6 Welche Organe werden zu den Hormondrüsen gerechnet?

7 Kennt man außer den Hormondrüsen noch weitere Strukturen, die Hormone produzieren?

8 Welches ist das wohl bekannteste Gewebshormon?

9 In welchem Organ wird das Gastrin produziert?

10 Wie wird der Steuerungsmechanismus genannt, mit dem das Hormonsystem Veränderungen der Hormonwerte im Blut ausgleicht?

11 In welchem Organ werden die Hormonspiegel der meisten Hormone gemessen?

12 Welche Hormone produziert der Hypothalamus?

13 Auf welche Hormondrüse wirken die Releasing-Faktoren?

14 Erklären Sie das Prinzip der Rückkopplung am Beispiel der Schilddrüse. Nehmen Sie dabei an, daß das Schilddrüsenhormon Thyroxin (T_4) in zu geringer Menge im Blut vorhanden ist?

15 Der Hypothalamus stellt mit der Hypophyse die zentrale Regulationsstelle des Hormonsystems dar. Zu welchem Organ gehört der Hypothalamus?

16 Zum Zwischenhirn gehört ein weiteres Organ, von dem die Wissenschaft annimmt, daß es sich hierbei um ein endokrines Organ handelt. Mikroskopisch ist dieses Organ wie eine Hormondrüse aufgebaut. Ein Hormon aus diesem Abschnitt des Zwischenhirns konnte bisher jedoch noch nicht nachgewiesen werden. Welcher Teil des Zwischenhirns ist gemeint?

17 Welche weiteren Bezeichnungen sind für die Zirbeldrüse gebräuchlich?

18 Die Hormone erreichen über den Blutweg alle Körperzellen. Viele Hormone wirken jedoch nur auf bestimmte Gewebe. Wie ist dies zu erklären?

2 Schilddrüse und Nebenschilddrüse

1 Mit welchem anatomischen Ausdruck wird die Schilddrüse bezeichnet?

2 Welches Organ wird von der Schilddrüse ventral und lateral umschlossen?

3 Die Schilddrüse liegt in enger Nachbarschaft mit einem Knorpel des Kehlkopfes. Von diesem Knorpel hat die Schilddrüse ihren Namen. Wie heißt dieser Knorpel?

4 Welche 3 Hormone produziert die Schilddrüse?

5 Welche beiden Schilddrüsenhormone haben prinzipiell die gleiche Wirkung?

6 Wie lauten die sehr gebräuchlichen Abkürzungen für das Trijodthyronin und das Thyroxin?

7 Welche Aufgabe haben die Hormone T_3 und T_4 im Stoffwechsel?

8 Warum ist für die normale Schilddrüsenfunktion die Aufnahme von Jod, das aus der Nahrung stammt, von großer Bedeutung?

9 Sie haben im Zusammenhang mit der Schilddrüse sicherlich schon häufiger den Ausdruck "Struma" gehört. Was versteht man unter einer Struma?

10 Über- und Unterfunktionen der Schilddrüse sind recht häufig. Wie bezeichnet man eine Überfunktion der Schilddrüse?

11 Was versteht man unter einer Hypothyreose?

12 Was bedeutet die Bezeichnung hyperthyreote Struma?

13 Welche Bezeichnung wird gebraucht, wenn man ausdrücken will,
daß eine Schilddrüse vergrößert ist und normal funktioniert
(T_3 und T_4 im Bereich der Norm)?

14 Welches Hypophysenhormon stimuliert die Produktion von T_3
und T_4?

15 Die postoperative Überwachung von Patienten, die an der Schilddrüse operiert wurden, ist nicht unproblematisch. Diesen Patienten drohen postoperativ eine Reihe von Komplikationen.
Eine der möglichen Gefahren ist die Nachblutung. Warum muß
gerade nach Schilddrüsenoperationen relativ häufig mit Nach-
blutungen gerechnet werden?

16 Welcher Nerv kann bei einer Schilddrüsenoperation leicht verletzt werden?

17 Welche Funktion hat der paarige N. recurrens?

18 Welche Aufgabe hat das in der Schilddrüse produzierte
Kalzitonin?

19 Das Kalzitonin senkt den Kalziumspiegel des Blutes. Welches
Hormon erhöht den Kalziumspiegel?

20 In welcher Hormondrüse wird das Parathormon gebildet?

21 Wo befindet sich die Nebenschilddrüse?

22 Welche andere Bezeichnung wird statt des Ausdrucks "Nebenschilddrüse" häufig gebraucht?

23 Bei Operationen an der Schilddrüse werden gelegentlich die
Epithelkörperchen verletzt. Welche Folge hat die Verletzung
der Epithelkörperchen in der postoperativen Phase?

24 Wie wird diese Erkrankung bezeichnet?

25 Ist die Krankheit Tetanie mit der Krankheit Tetanus identisch?

26 Tritt die Tetanie nur als Folge einer Hypokalzämie auf?

27 Welche Sofortmaßnahme sollten Sie bei einer Hyperventila-
rionstetanie durchführen?

28 Welche Maßnahme ist bei einer Tetanie im Anschluß an eine
Schilddrüsenoperation angezeigt?

3 Nebennieren

1 Wo befinden sich die Nebennieren?

2 Wie lautet die anatomische Bezeichnung für die Nebennieren?

3 Sind die Nebennieren ein einheitliches Organ?

4 Aus welchen beiden Hormondrüsen bestehen die Nebennieren?

5 Zu welcher chemischen Stoffklasse werden die Hormone der Nebennierenrinde gerechnet?

6 Im Aufbau der Nebennierenrinde kann man 3 Zonen unterscheiden. Welche Hormonklasse wird in der äußeren Zone der Nebennierenrinde produziert?

7 Wie heißt das wichtigste Hormon der Mineralkortikoide?

8 Wie ist der Name Mineralkortikoide zu erklären?

9 Welche Aufgabe erfüllt das Aldosteron?

10 Welche Folge hat eine vermehrte Produktion von Aldosteron für den Organismus?

11 Auf welches Organ wirkt das Aldosteron, wenn es die Kaliumausscheidung fördert und Natrium und Wasser vermehrt im Organismus zurückbehält?

12 Mit welchem Sammelbegriff werden die Hormone der mittleren Nebennierenrindenschicht bezeichnet?

13 Nennen Sie 2 Vertreter der Glukokortikoide!

14 Welchen Einfluß haben die Glukokortikoide (z.B. Kortison, Kortisol) auf den Glukosespiegel im Blut?

15 Da die Glukokortikoide den Glukosespiegel im Blut steigern, werden sie als Gegenspieler von welchem Hormon bezeichnet?

16 Welche Wirkung haben die Glukokortikoide auf den Eiweißstoffwechsel?

17 Kortison wird in der Medizin vielfach gegen rheumatische Erkrankungen angewandt. Welche Wirkung des Kortison macht man sich dabei zunutze?

18 Kortison fördert den Eiweißabbau. Dadurch wird die Zellneubildung behindert. Bei welcher Erkrankung darf daher Kortison nicht eingesetzt werden?

19 Ein Patient – von dem Sie wissen, daß bei ihm eine hochdo-
   sierte Kortisontherapie durchgeführt wird – klagt Ihnen gegenüber, daß er ein Druckgefühl im Magen seit der Kortisontherapie verspüre. Er sagt Ihnen, daß er die Kortisontablet-
   ten nicht weiter einnehmen will. Wie verhalten Sie sich?

20 Welche Hormone werden in der innersten Schicht der Nebennierenrinde produziert?

21 Mit welchem Sammelbegriff werden die männlichen Geschlechtshormone bezeichnet?

22 Welches ist das bedeutendste Androgen?

23 Welche Aufgabe erfüllen die Androgene?

24 Werden bei der Frau in der innersten Schicht auch Androgene
   produziert?

25 Welche Symptome beobachtet man bei der Frau bei einer Überproduktion von Androgenen?

26 Von welchem übergeordneten Hormondrüsensystem wird die Funktion der Nebennierenrinde gesteuert?

27 Welches Hormon der Hypophyse stimuliert die Nebennierenrinde?

28 Welche Hormone werden in Nebennierenmark produziert?

29 Welcher Begriff faßt die Hormone Adrenalin und Noradrenalin
   zusammen?

30 In welchem anderen Organsystem kommen Katecholamine vor?

31 Wie ist das Vorkommen der Katecholamine in so verschiedenen
   Organen wie dem Nebennierenmark und dem Sympathikus zu erklären?

32 Welche Wirkung haben die Katecholamine auf den Blutdruck?

33 Wann werden im Nebennierenmark vermehrt Katecholamine ausgestoßen?

34 Wie wirken Adrenalin und Noradrenalin auf die Pulsfrequenz?

35 Wie kann die Wirkung der Katecholamine zusammenfassend beschrieben werden?

4 Inselapparat des Pankreas

1 Was versteht man unter dem Begriff Inselapparat des Pankreas?

2 Ist das Pankreas nur eine endokrine Drüse?

3 Mit welchem Eigennamen wird der Inselapparat des Pankres benannt?

4 Welche beiden Hormone werden in den Langerhans-Inseln produziert?

5 Welches dieser beiden Hormone senkt den Blutzuckerspiegel?

6 In welchen Zellen der Langerhans-Inseln wird das Insulin produziert?

7 Auf welche Weise senkt das Insulin den Blutzuckerspiegel?

8 Hat das Insulin nur Einfluß auf den Kohlenhydratstoffwechsel?

9 Wie wird die Erkrankung, die auf einem Insulinmangel beruht, genannt?

10 Beim Diabetes mellitus kommt es bekanntlich zu einer Erhöhung des Glukosespiegels im Blut. Welcher Fachausdruck beschreibt die Erhöhung des Blutglukosespiegels?

11 Was versteht man unter einer Glukosurie?

12 Kommt es beim Diabetiker stets zur Glukosurie?

13 Bei stärkerem Insulinmangel kommt es im Blut zum Auftreten von Ketonkörpern (z.B. Aceton). Können Sie dies begründen?

14 Welche Veränderung rufen die Ketonkörper im Blut hervor?

15 Wie ändert sich bei Übersäuerung des Blutes der pH-Wert?

16 Was versteht man unter einer Azidose?

17 Zu welcher chemischen Substanzklasse gehört das Insulin?

18 Zur Behandlung des Diabetes mellitus ist es häufig erforderlich, Insulin parenteral zu verabreichen. Steht hierfür menschliches Insulin zur Verfügung?

19 Muß mit dem Auftreten allergischer Reaktionen bei der Verabreichung von Insulin gerechnet werden?

20 Was geschieht, wenn Insulin überdosiert wird?

21 Welche Symptome können bei einem hypoglykämischen Schock beobachtet werden?

22 Wie muß ein hypoglykämischer Schock behandelt werden?

23 Welche Aufgabe hat das Glukagon?

24 In welchen Zellen der Langerhans-Inseln wird das Glukagon produziert?

25 Welche Folgen hat ein isolierter Ausfall des Glukagons?

5 Hormone der Keimdrüsen

1 Welche Organe werden beim Mann als Keimdrüsen bezeichnet?

2 Welche Organe werden bei der Frau als Keimdrüsen bezeichnet?

3 Welcher anatomische Begriff wird für die Keimdrüsen verwendet?

4 Welche beiden Hormone werden im Ovar produziert?

5 Welche Aufgabe haben die Östrogene?

6 Welches Hormon ist das wichtigste Gestagen?

7 Warum werden die Gestagene auch Corpus-luteum-Hormone genannt?

8 Welche 3 Funktionen erfüllt das Progesteron?

9 In welcher Zyklushälfte wird im Ovar vorwiegend Östrogen produziert?

10 Was bedeutet die Abkürzung FSH?

11 In welcher Hormondrüse wird das FSH produziert?

12 Welche Wirkungen auf das Ovar hat das follikelstimulierende Hormon?

13 Welches Hormon der Adenohypophyse stimuliert die Progesteronbildung im Ovar?

14 In welcher Zyklusphase gibt die Adenohypophyse vermehrt LH ab?

15 Was bedeutet die Abkürzung "LH"?

16 Mit welchem Sammelbegriff werden die männlichen Geschlechtshormone bezeichnet?

17 In welchen Organen werden beim Mann die Androgene produziert?

18 Welche Funktion haben die Androgene?

19 Welches Hormon ist das wichtigste Androgen?

20 In welchem Teil des Hodens wird das Testosteron produziert?

21 In welcher Entwicklungsphase des Menschen beginnen die Leydig-
   Zwischenzellen des Hodens mit der Testosteronproduktion?

22 Welche Veränderungen lassen sich beim Mann feststellen, wenn
   vor der Pubertät die männlichen Keimdrüsen ausfallen?

23 Zu welcher chemischen Substanzklasse gehören die männlichen
   und weiblichen Keimdrüsenhormone?

6 Hypophyse

1 Von welcher anatomischen Struktur der Schädelbasis ist die
  Hypophyse umschlossen (anatomisch und deutsch)?

2 In welche Abteilungen untergliedert sich die Hypophyse (anatomisch und deutsch)?

3 Von welcher übergeordneten Hirnregion wird die Hypophyse
  beeinflußt?

4 Wie nennt man die Hormone des Hypothalamus, die die Hypophyse
  beeinflussen?

5 Welches Hormon des Hypophysenvorderlappens stimuliert die
  Thyreoidea?

6 Welches Hormon des Hypophysenvorderlappens stimuliert die
  Nebennierenrinde?

7 Welche Hormone des Hypophysenvorderlappens wirken auf die
  Eierstöcke?

8 Mit welchem Begriff bezeichnet man die Gesamtheit der Hypo-
  physenhormone, die auf die Geschlechtsorgane wirken?

9 Wie heißt der Releasing-Faktor, der im Hypophysenvorderlappen
  zur Freisetzung von TSH führt?

10 Eine vermehrte Produktion von TSH führt bei einer zuvor normalen Schilddrüse zu einer .....

11 Auf welchem Weg gelangen die Releasing-Faktoren vom Hypothalamus zur Adenohypophyse?

12 Welches Hypophysenhormon steigert das Wachstum?

13 Welche 2 Hormone produziert die Neurohypophyse?

14 Welche Bedeutung hat das Oxytozin?

15 Auf welches Organ wirkt das antidiuretische Hormon?

16 Welche Erkrankung entsteht bei Mangel an antidiuretischem Hormon?

17 Warum entstehen bei Hypophysentumoren Sehstörungen?

IX Harn- und Geschlechtsorgane

1 Anatomie der Nieren und der ableitenden Harnorgane

1 Welche Organe werden zu den Harnorganen gerechnet?

2 Welche Harnorgane sind unpaar?

3 In welcher Beziehung stehen die Nieren zum Peritoneum?

4 In welcher Höhe der Wirbelsäule findet man die Nieren?

5 Welche zum Hormonsystem gehörenden Organe findet man am oberen Pol der Nieren?

6 Die Niere ist von einer Fettkapsel umgeben. Welche Aufgabe hat diese Fettkapsel?

7 Was versteht man unter dem Nierenhilus?

8 An welcher Seite der Niere befindet sich der Nierenhilus?

9 Welche 3 anatomischen Gebilde befinden sich am Nierenhilus?

10 Legt man einen Längsschnitt durch das Nierengewebe, so erkennt man eine Zweischichtung. Welche Schichten kann man unterscheiden?

11 Im Bereich der Nierenrinde und des Nierenmarks entsteht der Harn. Welche Teile der Niere sammeln den Harn?

12 In welches Organ gelangt der Urin, nachdem er das Nierenbecken passiert hat?

13 Welcher anatomische Fachausdruck findet für den Harnleiter Verwendung?

14 Was versteht man unter der Urethra?

15 Die Ureteren münden von dorsal in die Harnblase. Wie wird die Einmündungsstelle der Ureteren in die Blase genannt?

16 Welches Organ liegt beim Mann dorsal der Harnblase?

17 Welches Organ liegt bei der Frau dorsal der Harnblase?

18 Was versteht man unter Miktion?

19 Welche Länge hat die Urethra (Harnröhre) beim Mann?

20 In welchen Abschnitt der Urethra gelangt der Urin unmittelbar nach Verlassen der Harnblase beim Mann?

21 Hat die Urethra beim Mann ausschließlich Transportfunktion für den Harn?

22 Welches Fassungsvermögen hat eine durchschnittliche Harnblase?

23 Welcher anatomische Ausdruck wird für die Nierenarterie gebraucht?

24 Aus welchem Gefäß stammt die A. renalis?

25 In welches Gefäß mündet die V. renalis?

2 Physiologie der Nieren

1 Welche beiden prinzipiellen Funktionen erfüllt die Niere?

2 Welche wichtigen Stoffwechselendprodukte werden durch die Nieren ausgeschieden?

3 Welches andere Organ ist an der Abgabe von Stoffwechselendprodukten beteiligt?

4 Die 2. prinzipielle Aufgabe der Niere besteht in der Regulation der Körperflüssigkeit (Regulation des "inneren Milieus"). Welche Einzelaufgaben sind damit gemeint?

5 Was versteht man unter Urämie?

6 Welche Harnmenge wird unter normalen Verhältnissen vom Erwachsenen in 24 h ausgeschieden?

7 Der Harn enthält vorwiegend Stoffwechselendprodukte, wie Harnstoff, Kreatinin, Harnsäure usw., aber auch Salze wie Natrium-, Kalium-, Kalziumsalze usw. Welche Substanzen dürfen jedoch nicht oder nur in Spuren im Harn vorhanden sein?

8 Um zu verstehen, wie es dem Organismus in der Niere gelingt, nicht nur Stoffwechselendprodukte auszuscheiden, sondern auch eine Reihe von lebenswichtigen Substanzen zurückzuhalten (z.B. Eiweiß, Glukose ...), ist es erforderlich, den mikroskopischen Aufbau der Niere zu kennen. Wie heißt die funktionelle Einheit (Arbeitseinheit) der Niere?

9 Aus welchen beiden Bauteilen ist das Nephron zusammengesetzt?

10 Wieviele Nephronen findet man in einer Niere?

11 Wie ist der Glomerulus aufgebaut?

12 Wie wird die Kapsel des Glomerulus genannt?

13 Welche beiden Pole können an einem Glomerulus unterschieden werden?

14 Worin besteht die Aufgabe des Glomerulus?

15 Was versteht man unter Primärharn?

16 Innerhalb von 24 h bildet der Erwachsene ca. 1,5 l Harn.
   Wie hoch ist die Primärharnmenge beim Erwachsenen?

17 Zwischen den Kapillarschlingen des Glomerulus und der Bowman-Kapsel findet man ein blutkörperfreies und weitgehend eiweiß-freies Ultrafiltrat des Blutes, den sog. Primärharn. Welche Kraft ist für die Bildung des Primärharns ausschlaggebend?

18 Welche Bedeutung erlangt die Tatsache, daß der Blutdruck die entscheidende Kraft bei der Primärharnbildung ist, unter krankhaften Bedingungen?

19 Wie ist es zu bewerten, wenn sich im Urin nennenswerte Mengen von Eiweiß und Erythrozyten finden?

20 Die täglich gebildete Primärharnmenge beträgt 150 l. Die täglich ausgeschiedene Harnmenge beträgt 1,5 l. Daraus folgt, daß 99% der Primärharnmenge in der Niere zurückresorbiert wird (d.h. erneut ins Blut aufgenommen wird). In welchem Abschnitt des Nephrons erfolgt die Rückresorption?

21 Mit welchem Fachausdruck wird die Gesamtheit der Harnkanälchen bezeichnet?

22 Wie heißt der 1. Abschnitt des Tubulussystems?

23 In welchen Teil des Tubulussystems geht der proximale Tubulus über?

24 In welchen Abschnitt des Tubulussystems geht die Henle-Schleife über?

25 Welche Aufgabe haben die Sammelrohre?

26 Welchen Weg nimmt der Harn, wenn er die Sammelrohre passiert hat?

27 In welchem Abschnitt der Niere befindet sich der größte Anteil des Tubulussystems?

28 Im Primärharn finden sich - in ihrer Bedeutung für den Körper - so unterschiedliche Substanzen wie Harnstoff, Kreatinin, Harnsäure, Glukose, Aminosäuren, Natrium und Kalium.
   Was geschieht mit den im Primärharn gelösten Stoffwechselendprodukten Harnstoff, Kreatinin und Harnsäure während ihrer Passage durch das Tubulussystem?

29 Im Harn finden sich normalerwiese keine Aminosäuren und keine
   Glukose. Was geschieht während ihrer Tubuluspassage mit den
   Aminosäuren und der Glukose?

30 Was geschieht während der Tubuluspassage mit dem Natrium und
   Kalium?

31 Welches Hormon fördert im distalen Tubulus die Wasserrückresorption?

32 Welcher andere Fachausdruck findet für das Adiuretin Verwendung?

33 Wo wird das antidiuretische Hormon gebildet?

34 Zu welcher Erkrankung kommt es, wenn die Neurohypophyse kein
   Adiuretin bildet?

35 An welcher Störung leidet der an Diabetes insipidus Erkrankte?

36 Eine Vorsorgeuntersuchung auf Diabetes mellitus, die vom
   Laien selbst durchgeführt werden kann, besteht im Prinzip
   darin, daß mittels eines Teststäbchens Glukose im Harn nachgewiesen wird. Glukose wird aber während der Passage durch
   das Tubulussystem aktiv rückresorbiert. Wie ist es zu erklären, daß bei bestimmten Schweregraden eines Diabetes mellitus Glukose im Harn nachweisbar ist?

37 In welcher Größenordnung liegt die maximale Transportkapazität für Glukose im Tubulussystem?

38 Welches Hormon reguliert in der Niere die Natrium- und Kaliumausscheidung?

39 In welcher Hormondrüse wird das Aldosteron produziert?

40 Es wurde bereits erwähnt, daß die gebildete Primärharnmenge
   vom Blutdruck abhängig ist. Welchen Einfluß vermag die Niere
   auf den Blutdruck zu nehmen, wenn es in den Glomeruli zu
   einer Minderdurchblutung kommt?

3 Männliche Geschlechtsorgane

1 Welche Chromosomenkombination bestimmt das genetische männliche Geschlecht?

2 Welches Geschlecht wird durch die Kombination der Geschlechtschromosomen XX bestimmt?

3 Von welchem Elternteil muß das Y-Chromosom stammen?

4 Was versteht man bei beiden Geschlechtern unter den primären Geschlechtsmerkmalen?

5 Was ist ein echter Hermaphrodit?

6 Wie werden die Hoden in der Anatomie bezeichnet?

7 Welche beiden Aufgaben haben die Hoden?

8 Welches Hormon wird in den Hoden produziert?

9 In welchem Abschnitt des Hodens wird das Testosteron produziert?

10 Welcher Vorgang läuft in den Hodenkanälchen ab?

11 Welche Eigenschaft müssen die Spermien haben, damit sie vom Hoden bis zum Ort der Befruchtung (Eileiter) gelangen können?

12 Wie unterscheiden sich die Spermien im Hinblick auf ihren Chromosomensatz von allen übrigen Körperzellen?

13 Was versteht man unter einem haploiden Chromosomensatz?

14 Welche andere Zelle verfügt nebem dem Spermium auch über einen haploiden Chromosomensatz?

15 Wie wird der Zellteilungsvorgang genannt, der aus diploiden Ursamenzellen in den Hodenkanälchen haploide Spermien entstehen läßt?

16 Neben dem Begriff Meiosis findet welcher weitere Begriff auch Verwendung?

17 Welches Geschlechtschromosom enthält das Spermium?

18 Welches Geschlechtschromosom enthält die weibliche Eizelle?

19 Beim Embryo entstehen die Hoden an der Hinterwand der Leibeshöhle in enger Beziehung zu den Nierenanlagen. Nach der Geburt befindet sich der Hoden jedoch normalerweise außerhalb der Bauchhöhle. Welchen Weg nimmt der Hoden, um in den Hodensach (Skrotum) zu gelangen?

20 Für welchen Vorgang ist es von entscheidender Bedeutung, daß der Hoden außerhalb der Bauchhöhle liegt?

21 Produziert ein Hoden, der nicht im Skrotum liegt, Testosteron?

22 Der Hoden kann bei der Wanderung von seinem Entstehungsort bis zum Skrotum im Prinzip an jeder Stelle des Weges steckenbleiben. Häufig geschieht dies jedoch im Leistenkanal. Wie wird diese Erkrankung genannt?

23 Wohin gelangen die im Hoden produzierten Spermien?

24 Wo befindet sich der Nebenhoden?

25 Mit welchem Fachausdruck wird der Nebenhoden bezeichnet?

26 Welche Funktion erfüllt der Nebenhoden?

27 In welchen Teil der männlichen Geschlechtsorgane gelangen die Spermien, wenn sie beim Samenerguß (Ejakulation) den Nebenhoden verlassen?

28 Welcher Fachausdruck ist für den Samenleiter sehr gebräuchlich?

29 Der Ductus deferens beginnt am Nebenhoden. Wo endet der Ductus deferens?

30 Welchen Weg benutzt der Ductus deferens, um in den Bauchraum zu gelangen?

31 Was versteht man unter den akzessorischen Geschlechtsdrüsen des Mannes?

32 Welches sind die wohl wichtigsten akzessorischen Geschlechtsdrüsen beim Mann?

33 Wie lautet die anatomische Bezeichnung für die Vorsteherdrüse?

34 Welche Aufgabe hat die Prostata?

35 Bekanntlich sind die Spermien beweglich. Im Nebenhoden werden die Spermien gelagert. Warum wandern die Spermien nicht ständig aus dem Nebenhoden in den Ductus deferens und von da aus durch die Urethra nach außen?

36 Die Prostata ist bei älteren Männern häufig vergrößert. Welche Folgen hat das?

37 Jeder aktive Bewegungsvorgang im Körper fordert Energie. So ist auch die Spermienbewegung ein energieverbrauchender Vorgang. Aus welcher Quelle beziehen die Spermien ihre Energie?

38 Welches männliche Geschlechtsorgan produziert die Fructose?

39 Die Samenflüssigkeit (Ejakulat) besteht aus Spermien, Fructose und dem Sekret der akzessorischen Geschlechtsdrüsen. Aus wieviel ml besteht ein normales Ejakulat?

40 Wieviele Spermien sind in 1 ml Ejakulat normalerweise enthalten?

41 Was versteht man unter Kastration?

42 Welche Folge hat eine beidseitige operative Unterbindung des Ductus deferens?

43 Was versteht man unter Impotentia generandi?

44 Mit welchem Fachausdruck wird die Unfähigkeit zum Geschlechtsverkehr bei gleichzeitigem Vorhandensein funktionstüchtiger Spermien bezeichnet?

4 Eierstock

1 Wie wird der Eierstock anatomisch bezeichnet?

2 Wie liegt das Ovar zum Peritoneum?

3 Wie heißt das Meso des Ovars?

4 Was versteht man unter einem Primärfollikel?

5 Wieviele Primärfollikel sind in den Ovarien enthalten?

6 Welche Hormone der Adenohypophyse wirken auf das Ovar?

7 Wie werden diese Hormone mit einem Sammelbegriff bezeichnet?

8 Welche Hormone produziert das Ovar?

9 Welche Funktion hat das Östrogen?

10 Warum nennt man das Östrogen auch Follikelhormon?

11 Zu welchem Zeitpunkt des Zyklus ist die Östrogenproduktion im Ovar am größten?

12 Was versteht man unter Ovulation?

13 Wie unterscheidet sich der Sekundär- vom Primärfollikel?

14 Wie wird der Tertiärfollikel auch genannt?

15 Ein Follikel mit einer großen Flüssigkeitshöhle ist ein ...

16 Wie wird anatomisch der Eileiter bezeichnet?

17 Wo ist der Eileiter mit dem Ovar verwachsen?

18 Wo münden die Tuben?

19 Wo findet normalerweise die Befruchtung statt?

20 Was geschieht mit den im Ovar zurückgebliebenen Follikel-
   resten?

21 Wie wird der Gelbkörper anatomisch bezeichnet?

22 Welches Hormon fördert die Umwandlung des zurückgebliebenen
   Follikelrestes zum Gelbkörper?

23 Welches Hormon produziert der Gelbkörper?

24 Nennen Sie 3 Funktionen des Progesterons!

25 Nach der Ovulation dauert es noch 1 bis 2 Tage, bis die Basaltemperatur um ca. 0,5° C ansteigt. Warum?

26 Erklären Sie, warum ein Geschlechtsverkehr in der 2. Zyklushälfte (Gelbkörperphase) nicht mehr zur Befruchtung führen
   kann!

27 Wie lange ist die Eizelle befruchtungsfähig?

28 Wie groß ist die Lebensdauer der Spermien?

29 Wie nennt man die Regelblutung?

30 Wie wird die 1. Regelblutung bezeichnet?

31 Wie wird die Zeit nach der letzten Menstruation im Leben
   der Frau genannt?

5 Gebärmutter

1 Mit welchem anatomischen Fachausdruck wird die Gebärmutter
  bezeichnet?

2 Welche Funktion erfüllt der Uterus?

3 Welche Größe hat der Uterus bei der geschlechtsreifen
  nichtschwangeren Frau?

4 An welches Organ grenzt der Uterus nach ventral?

5 An welches Organ grenzt der Uterus nach dorsal?

6 Das Peritoneum bedeckt die Rückfläche des Uterus. Das Peritoneum schlägt von der Rückfläche des Uterus um auf das Rektum. Wie wird diese Umschlagstelle des Peritoneums genannt?

7 Welche Bedeutung hat der Douglas-Raum?

8 Wie kann man den Douglas-Raum von außen relativ einfach erreichen?

9 In welche 3 Abschnitte (von kranial nach kaudal) wird der Uterus unterteilt?

10 Wie kann man äußerlich die Grenze zwischen Fundus uteri und Corpus uteri erkennen?

11 Wie wird jener Teil der Cervix (uteri) genannt, der in die Vagina reicht?

12 Wie wird der innere Hohlraum des Uterus genannt?

13 Mit welcher anderen anatomischen Struktur steht die Gebärmutterhöhle in Verbindung?

14 Der Uterus zeigt einen dreischichtigen Aufbau. Nennen Sie die 3 Schichten des Uterus von innen nach außen!

15 In welcher Situation nimmt das Myometrium an Umfang zu?

16 Welche Bedeutung hat das Perimetrium?

17 In welche Schicht des Uterus nistet sich das befruchtete Ei ein?

18 Mit welchem Fachausdruck wird die Einpflanzung des befruchteten Eies bezeichnet?

19 Der Uterus ist nach ventral geknickt. Welche Bänder halten die ventrale Lage des Uterus?

20 Das Lig. teres zieht vom Uterus zu den Schamlippen. Welchen Weg nimmt dabei das Lig. teres?

21 Welche andere Struktur befindet sich neben dem Lig. teres noch im Leistenkanal der Frau?

22 Erklären Sie aus der Anatomie, warum Karzinome des Fundus uteri in die Leiste metastasieren!

6 Menstruationszyklus

1 Welcher Teil des Uterus macht während des Menstruationszyklus die stärksten Veränderungen durch?

2 Wie wird die 1. Phase des Menstruationszyklus bezeichnet?

3 Währen der Proliferationsphase (Wucherungsphase) nimmt die Gebärmutterschleimhaut (Endometrium) um ca. das Vierfache an Dicke zu. Welches Hormon bewirkt die Proliferationsphase?

4 Wodurch wird die Bildung der Östrogene bewirkt?

5 Welcher Vorgang findet im Ovar während der Proliferationsphase des Endometriums statt?

6 Wie wird die 2. Phase des Menstruationszyklus genannt?

7 Welche Vorgänge finden im Endometrium während der Sekretionsphase statt?

8 Erklären Sie das Zustandekommen des Namens "Sekretionsphase"!

9 Welches Ereignis grenzt die Proliferationsphase von der Sekretionsphase ab?

10 Welches Hormon steuert die Sekretionsphase?

11 Wo werden die Gestagene (Progesteron) produziert?

12 Welches Hormon der Adenohypophyse steuert die Umwandlung der Follikelreste in den Gelbkörper?

13 Mit welchem Fachausdruck wird der Gelbkörper bezeichnet?

14 Das in der Sekretionsphase befindliche Endometrium dient der Aufnahme des befruchteten Eies. Was geschieht, wenn das Ei nicht befruchtet wird?

15 Die 3. Phase des Menstruationszyklus wird Menstruation genannt. Wodurch kommt die Blutung bei der Menstruation zustande?

16 Wie lange dauert etwa ein durchschnittlicher Menstruationszyklus?

17 Wenn ein Menstruationszyklus 22 Tage beträge, werden dann die Proliferationsphase und die Sekretionsphase gleichermaßen verkürzt?

18 Mit welcher Methode kann man recht sicher feststellen, welche Phase des Menstruationszyklus zur Zeit abläuft?

19 Wodurch kommt der Temperatursprung um ca. 0,5° C zustande?

20 Was geschieht mit dem Endometrium, wenn es zur Implantation
   (Nidation) eines befruchteten Eies kommt?

21 Was geschieht im Ovar, wenn eine Nidation stattgefunden hat?

22 Was versteht man unter Menarche?

23 Wie wird die Zeit der letzten Menstruation genannt?

7 Von der Befruchtung zur Implantation

1 Was versteht man unter Befruchtung?

2 Wo findet normalerweise die Befruchtung statt?

3 Mit welchem Fachausdruck wird die Entwicklung der menschlichen Gestalt aus der befruchteten Eizelle bezeichnet?

4 Was versteht man unter Phylogenese?

5 Mit der Ejakulation gelangen ca. 200 - 300 Mio. Spermien in
  den weiblichen Genitaltrakt. Bei dieser hohen Spermienzahl
  gelangen sicherlich mehrere Spermien nahezu gleichzeitig in
  die Nähe der Eizelle. Jedoch nur ein einziges Spermium
  dringt in die Eizelle ein (Befruchtung!). Durch welchen
  Mechanismus wird verhindert, daß weitere Spermien in die
  Eizelle eindringen?

6 Bei der Befruchtung verschmelzen der haploide Chromosomensatz der Eizelle und der haploide Chromosomensatz des Sper-
  miums zu einem diploiden Chromosomensatz. Wie heißt die
  befruchtete - mit einem diploiden Chromosomensatz ausge-
  stattete - Eizelle, aus der sich ein neues Individuum entwickeln kann?

7 Ca. 30 h nach der Befruchtung beginnt sich die Zygote zu
  teilen. Dabei entsteht ein Zellverband von 2, 4, 8, 16 usw.
  Zellen, der insgesamt nicht größer ist als die ursprüngli-
  che Zygote. Wie wird die Art der Zellteilung genannt?

8 Was versteht man unter einer Morula?

9 Welches Entwicklungsstadium folgt auf die Morula?

10 An der Blastula kann man eine äußere Zellmasse, eine innere
   Zellmasse sowie einen Hohlraum unterscheiden. Welche Bezeichnung ist für die innere Zellmasse der Blastula gebräuchlich?

11 Was entsteht im Verlauf der Ontogenese aus dem Embryoblast?

12 Wie heißt die äußere Zellschicht der Blastula?

13 Was entsteht im Verlauf der Ontogenese aus dem Trophoblast?

14 Die befruchtete Eizelle braucht für ihren Transport von der
   Ampulle der Tube bis zum Uterus ca. 3 - 4 Tage. Welche Kräfte besorgen den Transport der befruchteten Eizelle?

15 Was versteht man unter Implantation?

16 Welcher andere Fachausdruck ist statt des Wortes Implantation auch sehr gebräuchlich?

17 Die Nidation beginnt beim Menschen etwa am 4. - 6. Tag nach
   der Befruchtung. Bis zu welchem Stadium ist die Ontogenese
   dann bereits fortgeschritten?

18 In welchem Abschnitt des Uterus findet die Nidation normalerweise statt?

19 Was versteht man unter einer extrauterinen Gravidität?

20 An welchen Stellen kann es zur Entwicklung einer extrauterinen Gravidität kommen?

21 Die Implantation erfolgt normalerweise im oberen Drittel des
   Uterus an der Vorder- oder Rückfläche. Welche Folgen hat
   eine Implantation der Blastula im Bereich des unteren Uterusdrittels?

22 Etwa 8 - 14 Tage nach Ausbleiben der Menstruation kann das
   Vorliegen einer Schwangerschaft im Labor nachgewiesen werden.
   Welches im Urin der Schwangeren befindliche Hormon wird da-
   bei nachgewiesen?

X Nervensystem

1 Aufbau des Nervensystems

1 Als sich auf der Erde das Leben vom Einzeller zum Vielzeller entwickelte, war es erforderlich, die Tätigkeit der Zellen in den vielzelligen Lebewesen aufeinander abzustimmen. Die Natur hat für die Steuerung der einzelnen Zellfunktionen zwei verschiedene Systeme entwickelt. Welche beiden Steuerungssysteme kann man auch beim Menschen finden?

2 Welche wesentlichen Unterschiede bestehen in der Arbeitsweise des Hormonsystems und des Nervensystems?

3 Wie wird die Baueinheit des Nervensystems genannt?

4 Wie kann man ein Neuron definieren?

5 Wie heißt der lange Fortsatz des Neurons (deutsche Bezeichnung)?

6 Welche beiden anatomischen Fachausdrücke sind für die Nervenfaser gebräuchlich?

7 Wieviele Neuriten hat ein Neuron?

8 Wie werden die kurzen Fortsätze des Neurons bezeichnet?

9 Wieviele Dentriten hat ein Neuron?

10 Die einzelnen Neuronen im Nervensystem müssen untereinander in Kontakt treten. Wie heißen die "Kontaktstellen" der Neuronen im Nervensystem?

11 Dienen die Synapsen nur als Kontaktstellen zwischen einzelnen Neuronen?

12 Gehen in der Synapse die einzelnen Neuronen lückenlos ineinander über?

13 Wie wird der "Nervenimpuls", der von einem Neuron zu einer Synapse gelangt, zum nächsten Neuron übertragen?

14 Mit welchem Überträgerstoff arbeiten viele Synapsen im Nervensystem?

15 Im Bereich der Synapse läßt sich eine gewisse Verwandtschaft
   zwischen Hormonsystem und Nervensystem erkennen. Beide Systeme benötigen für ihre Funktion einen Überträgerstoff. Worin
   liegt jedoch der Unterschied?

16 Sie haben bereits gelernt, daß der "Nervenimpuls" von einem
   Neuron auf das andere Neuron nicht einfach "überspringt", sondern daß der "Nervenimpuls" in der Synapse einen Überträgerstoff (z.B. Acetylcholin) freisetzt. Der Überträgerstoff diffundiert durch den synaptischen Spalt und löst in dem anderen
   Neuron einen neuen "Nervenimpuls" aus. Ist dieser Vorgang um-
   kehrbar? D.h. kann ein Nervenimpuls von dem zweiten Neuron
   auf das erste Neuron durch die Synapse übertragen werden?

17 In welche beiden Untereinheiten kann das Nervensystem eingeteilt werden?

18 Welche Abkürzung wird für das zentrale Nervensystem häufig
   gebraucht?

19 Aus welchen beiden Teilen besteht das ZNS?

20 Aus wievielen Neuronen ist das ZNS des Menschen aufgebaut?

21 Ein Neuron ist eine Nervenzelle mit all ihren Fortsätzen.
   Im Gehirn wie auch im Rückenmark findet man Ansammlungen
   von Nervenzelleibern. Wie wird die Substanz im ZNS genannt,
   die vorwiegend aus Ansammlungen von Nervenzellen besteht?

22 Was versteht man unter der weißen Substanz?

23 Das ZNS besteht nicht nur aus Neuronen. Die einzelnen Neuronen sind in ein spezifisches Stützgewebe eingebettet. Wie
   wird dieses Gewebe genannt?

24 Wie wird die Gesamtheit des Nervengewebes genannt, das sich
   außerhalb von Gehirn und Rückenmark befindet?

25 Was versteht man unter einem Nerv?

26 Sind die Begriffe Nervenfaser und Nerv identisch?

27 Nennen Sie 3 wichtige Nerven, von denen Sie bereits in den
   zurückliegenden Kapiteln Kenntnis erlangt haben.

28 Wieviele Nerven verlassen das Gehirn?

29 Wieviele Nerven verlassen das Rückenmark?

30 Eine der Aufgaben des Nervensystems besteht in der Abstim-
   mung der einzelnen Organfunktionen sowie der Steuerung der
   Muskulatur. Wie werden Nervenfasern genannt, die der Steuerung eines Muskels dienen?

31 In welche Richtung verläuft der Nervenimpuls in einem motorischen Neuron?

32 Mit welchem Fachausdruck werden die Nervenfasern, die vom
   ZNS zur Peripherie den Nervenimpuls leiten, bezeichnet?

33 Eine sinnvolle Betätigung der Muskulatur ist dem Nervensystem
   aber nur möglich, wenn es gleichzeitig auch Informationen
   über die Außenwelt erhält. Welche Richtung muß der "Nervenimpuls" haben, der dem ZNS Informationen über die Außenwelt
   vermittelt?

34 Wie werden Nervenfasern genannt, in denen der "Nervenimpuls"
   von der Peripherie zum ZNS verläuft?

35 Statt afferenten Fasern wird welcher andere Ausdruck auch
   gebraucht?

36 Sind die afferenten Fasern (sensiblen Fasern) nur zur Ver-
   mittlung von Informationen von der Außenwelt an das ZNS vorhanden?

37 Nennen Sie einige Beispiele von sensiblen Wahrnehmungen aus
   unserem eigenen Körper!

38 Alle Muskeln des Körpers werden vom Nervensystem gesteuert.
   Welcher Unterschied besteht jedoch zwischen der Steuerung
   eines Skelettmuskels und der Steuerung eines glatten Muskels
   (z.B. Darmmuskulatur)?

39 Für Koordination der einzelnen Organfunktionen (Innenwelt)
   sowie für die Auseinandersetzung des Organismus mit der Außenwelt existieren in unserem Nervensystem 2 verschieden Systeme.
   Wie heißen die beiden Nervensysteme?

40 Welcher anatomische Ausdruck ist für das willkürliche Nervensystem gebräuchlich?

41 Welcher Begriff findet für das unbewußt arbeitende Eingeweiden-
   nervensystem Verwendung?

42 Liegt die Zentrale des autonomen Nervensystems im Gehirn und
   Rückenmark?

43 Das vegetative (autonome) Nervensystem wird in 2 Untergruppen
   unterteilt. Wie heißen die Untersysteme des vegetativen Nervensystems?

44 Sind die Begriffe Parasympathikus und Vagus identisch?

45 Mit welcher Geschwindigkeit wird im Nervensystem ein "Nervenimpuls" fortgeleitet?

46 Worauf ist die sehr unterschiedliche Geschwindigkeit der "Im-
   pulsleitung" in einer Nervenfaser zurückzuführen?

47 Welche recht häufige Erkrankung des Nervensystems hat ihre
   Ursache in einem Untergang der Markscheiden der Nervenfasern?

2 Rückenmark

1 Aus welchen <u>beiden</u> Anteilen besteht das Zentralnervensystem (ZNS)?

2 An welcher Stelle beginnt der kraniale Anteil des Rückenmarkes?

3 In welchen Gehirnteil geht das Rückenmark über?

4 Bis zu welcher Stelle nach kaudal reicht das Rückenmark beim Erwachsenen?

5 Reicht das Rückenmark beim Kind oder Säugling weiter nach kaudal oder endet es weiter nach kranial?

6 In welchem Teil der Wirbelsäule befindet sich das Rückenmark?

7 Von welchen Strukturen wird der Wirbelkanal gebildet?

8 Skizzieren Sie den prinzipiellen Aufbau eines Wirbels und markieren Sie die Lage des Rückenmarkes mit einem Pfeil!

9 Sie haben bereits davon gehört, daß das Gehirn von "Gehirnhäuten" (Meningen) umgeben ist. Finden sich diese "Häute" auch um das Rückenmark?

10 Nennen Sie von außen nach innen die 3 Hirnhäute!

11 Mit welchem anatomischen Ausdruck wird die harte Hirnhaut bezeichnet?

12 Mit welchem anatomischen Ausdruck wird die Spinngewebshaut bezeichnet?

13 Wo ist die Arachnoidea lokalisiert?

14 Wie bezeichnet man anatomisch die weiche Hirnhaut?

15 Wo ist die Pia mater lokalisiert?

16 Wenn man ausdrücken will, daß eine zum Rückenmark gehörende Meninge gemeint ist, wie muß dann die anatomische Bezeichnung lauten?

17 Wo ist die Dura mater lokalisiert?

18 Bis zu welcher Stelle findet sich kaudal die Pia mater spinalis (Begründung)?

19 Bis zu welcher Stelle reicht die Dura mater spinalis?

20 Bis zu welcher Stelle reicht die Arachnoidea?

21 In einem Querschnitt des Rückenmarks kann man 2 verschiedene
   Strukturen abgrenzen. Welche?

22 Was befindet sich im Zentrum der grauen Substanz?

23 Im Zentralkanal befindet sich Flüssigkeit. Wie heißt diese?

24 Woraus besteht die graue Substanz des Rückenmarks?

25 Woraus besteht die weiße Substanz des Rückenmarks?

26 Zeichnen Sie die Skizze eines Rückenmarkquerschnittes!

27 Was versteht man unter Hinterhorn?

28 Welche funktionelle Bedeutung hat das Hinterhorn?

29 Welche funktionelle Bedeutung hat das Vorderhorn?

30 Wo liegen im Rückenmark die Ursprungszellen des autonomen
   Nervensystems?

31 Wie entsteht der Rückenmarksnerv (Spinalnerv)?

32 Wo befindet sich der Spinalnerv?

33 Wieviel Spinalnerven gibt es?

34 Wie verteilen sich die einzelnen Spinalnerven auf die einzelnen Rückenmarksabschnitte?

35 Begründen Sie, warum es 8 Spinalnerven im Halsbereich gibt!

36 Wo befindet sich der äußere Liquorraum?

37 Was ist mit der Bezeichnung "äußerer Liquorraum" gemeint?

38 An welcher Stelle ist relativ gefahrlos, Liquor zu punktieren?

39 Welche beiden Meningen muß die Punktionsnadel bei der Liquor-
   punktion durchstechen?

40 Aus welchem Keimblatt entstammt das ZNS?

41 Was versteht man unter der Neuralrinne?

42 Welches Entwicklungsstadium folgt als nächstes auf die Neuralrinne?

43 Kommt es überall gleichzeitig zum Schluß der Neuralrinne?

44 Wie nennt man jene Erkrankung, bei der der Schluß der Neuralrinne im kaudalen Bereich ausbleibt?

3 Reflexe

1 Welche verschiedenen Reflextypen kennen Sie?

2 Wie heißt der am einfachsten aufgebaute Reflex?

3 Wie heißt der wohl am häufigsten geprüfte Eigenreflex?

4 Wie wird der Patellarsehnenreflex ausgelöst?

5 Was soll mit der Bezeichnung "Eigenreflex" zum Ausdruck gebracht werden?

6 Den einfachsten anatomischen Aufbau aller Reflextypen zeigt der Eigenreflex. Aus welchen Bauelementen ist der Reflexbogen eines Eigenreflexes aufgebaut?

7 Welcher für den Eigenreflex benutzte Fachausdruck beschreibt die Tatsache, daß im Reflexbogen des Eigenreflexes genau eine Synapse vorhanden ist?

8 Der Reflexbogen des Eigenreflexes besteht aus 2 Neuronen. Wie wird das Neuron genannt, das den "Reiz" vom Muskel (bzw. Sehne) zum Rückenmark leitet?

9 Aus der Besprechung des Rückenmarks erinnern Sie sich, daß der Rückenmarksnerv aus einer vorderen (ventralen) und einer hinteren (dorsalen) Wurzel zusammengesetzt wird. In welcher Wurzel verläuft das afferente Neuron des Eigenreflexes?

10 Welches besondere anatomische Gebilde findet man in der hinteren (dorsalen) Wurzel?

11 Was versteht man grundsätzlich unter einem Ganglion?

12 Sie haben bisher den Aufbau eines Neurons kennengelernt: Zelleib mit Zellkern, ein langer Fortsatz (Neurit) und viele kurze Fortsätze (Dentriten). Das afferente Neuron eines Reflexbogens weicht jedoch von diesem Aufbau ab. Wie ist das afferente Neuron eines Reflexbogens aufgebaut?

13 Mit welchem Fachausdruck werden die Neuronen mit 2 langen Fortsätzen bezeichnet?

14 Wo befindet sich der Zellkern (und Zelleib) des bipolaren Neurons?

15 Das afferente Neuron des Eigenreflexes endet im Vorderhorn des Rückenmarks. Mittels einer Synapse wird die Erregung von dem afferenten Neuron auf das efferente Neuron übertragen. Welche Aufgabe hat das efferente Neuron?

16 Alle efferenten Neuronen beginnen im ZNS. Wo muß das efferente Neuron eines Eigenreflexes enden?

17 Welche anderen Eigenreflexe haben neben dem Patellarsehnenreflex eine große klinische Bedeutung?

18 Wie wird beispielsweise der Achillessehnenreflex ausgelöst?

19 Hat man den Verdacht auf eine Erkrankung des Nervensystems,
so darf man sich nicht mit der Prüfung eines einzigen Eigenreflexes begnügen. Warum ist die Prüfung eines Eigenreflexes
unzureichend?

20 Welche häufige Erkrankung führt zu einem Reflexausfall? (D.h.
ein bestimmter Reflex kann nicht mehr ausgelöst werden!)

21 Beim Eigenreflex liegt die Empfangsstelle des Reizes und die
ausführende Stelle in einem Organ (Muskel). Wo liegen die
Empfangsstelle des Reizes und die ausführende Stelle beim
Fremdreflex?

22 Welche beiden Fremdreflexe werden bei einer Krankenuntersu-
chung am häufigsten geprüft?

23 Wie wird der Bauchdeckenreflex ausgelöst?

24 Wie wird der Kremasterreflex ausgelöst?

25 Wo befindet sich der M. cremaster?

26 Aus wievielen Neuronen bestehen die Fremdreflexe?

27 Findet man beim Fremdreflex wie beim Eigenreflex genau eine
Synapse?

28 Im Gegensatz zum Eigenreflex findet man beim Fremdreflex
mehr als 2 Neuronen und mehr als 1 Synapse. Können Sie noch
einen weiteren Unterschied zwischen Eigen- und Fremdreflex
nennen?

29 Worin besteht die Bedeutung der Reflexe beim gesunden Menschen?

30 Was versteht man unter einem pathologischen Reflex?

31 Welches ist wohl der bekannteste pathologische Reflex?

32 Wie wird der Babinski-Reflex ausgelöst?

33 Bei welcher häufigen Erkrankung des Gehirns ist der Babinski-
Reflex auslösbar?

34 Was versteht man unter einem bedingten Reflex?

35 Welcher Physiologe hat die bedingten Reflexe entdeckt?

4 Gehirn (Übersicht)

1 Aus welchen beiden Bestandteilen ist das Zentralnervensystem (ZNS) zusammengesetzt?

2 Das Gehirn ist oben und seitlich von der Schädelkalotte umschlossen. Auf welcher knöchernen Struktur ist das Gehirn aufgelagert?

3 Durch welche Öffnung in der Schädelbasis tritt das Rückenmark in das Gehirn ein?

4 In das Gehirn treten zahlreiche Blutgefäße und Nerven ein bzw. aus. Wie gelangen die Blutgefäße und Nerven in bzw. aus dem Gehirn?

5 Das Gehirn ist wie das Rückenmark von 3 Gehirnhäuten umgeben. Wie heißen die Hirnhäute mit einem Sammelbegriff?

6 Wie wird eine entzündliche Erkrankung der Hirnhäute (Meningen) genannt?

7 Versucht man die Funktion eines Organs – wie z.B. der Niere oder der Leber – zu verstehen, so ist dies unter anderem deshalb einfach, weil jeder Teil eines solchen Organs gleich funktioniert. So arbeitet der rechte Leberlappen in der gleichen Weise wie der linke, und der obere Nierenpol hat die genau gleiche Funktion wie der untere. Im Gehirn gilt dies jedoch nicht. Das Gehirn ist aus unterschiedlichen Teilen zusammengesetzt, die alle höchst unterschiedliche Aufgaben erfüllen. Wieviele Abschnitte werden nach entwicklungsgeschichtlichen und funktionellen Gesichtspunkten am Gehirn unterschieden?

8 In welcher Schnittebene des Gehirns kann man alle 5 Abschnitte des Gehirns wenigstens teilweise erkennen?

9 In welchem Hirnteil geht das Rückenmark im Bereich des Foramen magnum über?

10 Wie wird das verlängerte Mark in der Anatomie bezeichnet?

11 Wie kann man am Medianschnitt das Aussehen der Medulla oblongata beschreiben?

12 Welcher Hirnteil befindet sich kranial der Medulla oblongata?

13 Mit welchem Fachausdruck wird das Hinterhirn in der Anatomie bezeichnet?

14 Aus welchen beiden Teilen ist das Metencephalon zusammengesetzt?

15 Unterscheiden Sie die anatomischen Begriffe Cerebrum und Cerebellum!

16 Die Funktion des Kleinhirns versteht man am besten, wenn man die Symptome kennt, die bei einer Zerstörung des Cerebellums auftreten. Welche Symptome fallen bei Patienten, deren Cerebellum zerstört ist, auf?

17 Wie kann man die Funktion des Kleinhirns beschreiben?

18 Der auf das Hinterhirn (Metencephalon) folgende Hirnteil ist das Mittelhirn. Wie wird das Mittelhirn in der Anatomie bezeichnet?

19 Im Mesencephalon finden sich wichtige Zentren für die Steuerung der Bewegung. Welche Zentren für die Bewegungssteuerung befinden sich im Mesencephalon?

20 Welcher Fachausdruck ist für den roten Kern gebräuchlich?

21 Wie lautet der Fachausdruck für den schwarzen Kern?

22 Sie wissen, daß Nervenzellen untereinander über Synapsen in Verbindung stehen. Der synaptische Spalt wird dabei mittels eines Überträgerstoffes überbrückt. Wie heißt der wohl bekannteste Überträgerstoff?

23 In den Synapsen der Substantia nigra (schwarzer Kern) findet man kein Acetylcholin, sondern einen anderen Überträgerstoff. Welchen?

24 Kommt es in der Substantia nigra zu einem Dopaminmangel, so kommt es zu einer beträchtlichen Störung der Bewegung. Welche Veränderung findet man bei solchen Patienten im einzelnen?

25 Wie wird die Erkrankung genannt, für die eine Schüttelbewegung der Hände sowie eine zunehmende Muskelstarre (Rigor) typisch sind?

26 Welcher Hirnteil ist dem Mesencephalon übergeordnet?

27 Wie erklärt sich der Name "Zwischenhirn"?

28 Wie wird das Zwischenhirn in der Anatomie bezeichnet?

29 Aus welchen Bestandteilen ist das Diencephalon aufgebaut?

30 Welche Funktion hat die Neurohypophyse?

31 Warum wird nicht die gesamte Hypophyse zum Diencephalon gerechnet?

32 Welche Aufgabe hat der Hypothalamus?

33 Welchen der 5 Hirnteile sieht man, wenn man die Schädelkalotte abnimmt?

34 Welcher Fachausdruck ist für das Endhirn gebräuchlich?

35 Wie heißen die beiden "Hirnlappen" des Telencephalon?

36 Aus welchen Teilen besteht das Telencephalon?

37 Das Telencephalon (Endhirn) wird den übrigen 4 Hirnteilen gegenübergestellt. Wie werden die übrigen 4 Hirnteile mit einem Sammelbegriff bezeichnet?

38 Was versteht man unter den Hirnventrikeln?

39 Wieviele Hirnventrikel findet man im Gehirn?

40 Wie heißen die 4 Hirnventrikel?

41 Was versteht man unter dem Liquor?

42 Aus welcher Substanz deckt das Gehirn seinen Energiebedarf?

43 Welche Blutgefäße versorgen das Gehirn mit Blut?

44 Was versteht man unter der "Blut-Hirn-Schranke"?

45 Zur Untersuchung der elektrischen Vorgänge im Herzen wird das EKG (Elektrokardiogramm) benutzt. Welches Gerät findet zur Untersuchung von elektrischen Vorgängen im Gehirn Verwendung?

46 Welche Abkürzung wird für das Elektroenzephalogramm in der Regel benutzt?

5 Endhirn

1 Aus welchen 5 Abschnitten ist das Gehirn zusammengesetzt (deutsche und anatomische Bezeichnungen)?

2 Wie wird jener Gehirnteil genannt, der die gesamte Schädelwölbung ausfüllt und den Hirnstamm vollständig bedeckt?

3 Betrachtet man das Großhirn bei eröffnetem Schädel von oben, so erkennt man die beiden Großhirn-(Endhirn-)Hemisphären. Wodurch werden die beiden Hemisphären voneinander getrennt?

4 Aus welchen Teilen ist das Telencephalon zusammengesetzt?

5 An welchen auffallenden Merkmalen ist das Großhirn leicht zu erkennen?

6 Was versteht man unter einem Gyrus?

7 Wie werden in der Anatomie die Furchen zwischen den einzelnen Gyri genannt?

8 Am Großhirn werden entsprechend der Schädelkalotte verschiedene Großhirnlappen unterschieden. Welcher Großhirnlappen
liegt am weitesten frontal?

9 Welcher Großhirnlappen grenzt an das Hinterhauptbein?

10 Neben dem Stirnlappen und dem Hinterhauptlappen werden noch
2 weitere Großhirnlappen unterschieden. Welche?

11 Die beiden Hemisphären des Großhirns werden durch die Längsfurche voneinander getrennt. Ist die Trennung in rechte und
linke Hemisphäre vollständig?

12 Am Medianschnitt des Gehirns sind die Nervenfasern, die die
rechte und linke Hemisphäre miteinander verbinden, gut zu erkennen. Wie lautet der Name für diese Nervenfasern?

13 Wie lautet die anatomische Fachbezeichnung für den Balken?

14 Sie haben bereits gehört, daß die Windungen (Gyri) und Furchen (Sulci) ein auffälliges Merkmal des Großhirns darstel-
len. Worin besteht eigentlich der Sinn der Aufteilung des
Großhirns in Windungen und Furchen?

15 Die wohl auffallendste Furche des Großhirns ist die in ven-
trodorsaler Richtung verlaufende Längsfurche. Die Längsfurche teilt das Großhirn in 2 Hemisphären. Etwa in der
Mitte einer jeden Hemisphäre verläuft eine weitere Furche,
die mit der Längsfurche einen rechten Winkel bildet. Wie
heißt diese Furche?

16 Wie heißt die anatomische Bezeichnung für die Zentralfurche?

17 Der Sulcus centralis stellt eine sehr wichtige Grenze im
Großhirn dar. Welche prinzipielle Funktion haben alle Groß-
hirnteile, die ventral der Zentralwindung liegen?

18 Das Großhirn enthält alle wichtigen übergeordneten Befehls-
und Steuerungszentralen sowie auch alle übergeordneten Wahrnehmungszentren. Besonders wichtige Wahrnehmungszentren sind
das Seh- und das Hörzentrum. Wichtige Steuerungszentren sind
beispielsweise das Sprachzentrum und das Schreibzentrum.
Welche Lage hat das Schreibzentrum zur Zentralfurche (Sulcus
centralis)?

19 Welche prinzipiellen Aufgaben haben die Windungen (Gyri)
dorsal der Zentralfurche?

20 Welche Lage hat das Sehzentrum zur Zentralfurche (Begründung!)?

21 Besonders wichtige Windungen des Großhirns sind die vordere
   und hintere Zentralwindung. Beschreiben Sie die Lage der vorderen und hinteren Zentralwindung!

22 Worin besteht die Aufgabe der vorderen Zentralwindung?

23 In der vorderen Zentralwindung befinden sich Nervenzellen,
   die im Mikroskop pyramidenartig aussehen. Wie werden diese
   pyramidenartig aussehenden Nervenzellen in der vorderen Zentralwindung genannt?

24 Wo beginnt die Pyramidenbahn?

25 Wo endet die Pyramidenbahn?

26 In welchem Teil des Rückenmarks verläuft die Pyramidenbahn,
   bevor sie im Vorderhorn der grauen Substanz endet?

27 Kommt es im Gehirn zu einer Schädigung der rechten Pyramidenbahn (z.B. Verletzung, Tumor ...), so kommt es zu einer
   Lähmung auf der linken Körperseite (Halbseitenlähmung). Wie
   ist dies zu erklären?

28 An welcher Stelle befindet sich die Pyramidenkreuzung?

29 Die Pyramidenbahn endet im Vorderhorn der grauen Substanz.
   Wie gelangt nun der Nervenimpuls, der von seinem Ausgangs-
   punkt in der vorderen Zentralwindung über die Pyramidenbahn
   bis zum Vorderhorn der grauen Substanz gelangt ist, zur Muskulatur?

30 Durch welche häufige Erkrankung kommt es zu einer Schädigung des 1. Neurons (der Pyramidenbahn) im Gehirn?

31 Die Pflege eines Patienten, dessen Apoplex schon Monate zu-
   rückliegt, wird dadurch erschwert, daß sich die gelähmte
   Muskulatur (Halbseitenlähmung) in einem Zustand vermehrter
   Spannung befindet. Der passiven Bewegung der Gelenke wird
   von der Muskulatur ein erheblicher federnder Widerstand
   entgegengesetzt. Wie wird diese Form der Lähmung genannt?

32 Grundsätzlich gilt: Ist das erste Neuron geschädigt, so entwickelt sich innerhalb einiger Wochen eine spastische Lähmung.
   Ist diese Lähmung stets auf der Gegenseite der Schädigung?

33 Wird im Bereich des Beines ein Gips falsch angelegt, so kann
   es zu einer Druckschädigung des N. peronaeus kommen (mangel-
   hafte Polsterung über dem Fibulaköpfchen!). Welche Symptome
   zeigt ein Patient mit einer Peronaeuslähmung (Peronaeusparese)?

34 Worin unterscheidet sich prinzipiell die spastische Lähmung
   von der des Lähmungstyps, für den die Peronaeuslähmung ein
   Beispiel ist?

35 Wann kommt es zu einer schlaffen Lähmung?

36 Wir fassen noch einmal zusammen: Bei der Schädigung des 1.
   Neurons (Pyramidenbahn) kommt es nach einigen Wochen zu
   einer spastischen Lähmung. Bei der Schädigung des 2. Neurons (z.B. Verletzung eines Nerven) kommt es zur schlaffen
   Lähmung. Worauf ist dieser Unterschied prinzipiell zurückzuführen?

37 Was versteht man unter dem extrapyramidalen System?

38 Welche Aufgabe hat das extrapyramidale System?

39 Die Fasern des extrapyramidalen Systems laufen zumindest
   zum Teil mit der Pyramidenbahn zum Vorderhorn des Rückenmarks. Kommt es nun zu einer Schädigung der Pyramidenbahn,
   so werden auch Fasern des extrapyramidalen Systems geschädigt. Welche Folge hat dies?

40 Die Wahrnehmungszentren liegen bekanntlich dorsal der Zentralfurche (Sulcus centralis). Ein sehr wichtiges Wahrnehmungszentrum ist das Sehzentrum. Wo liegt das Sehzentrum
   genau?

41 Welche Folge hat eine Zerstörung des Sehzentrums im Hinterhauptlappen?

42 Welche Aufgabe haben die Hirnregionen in unmittelbarer Nachbarschaft des Sehzentrums?

43 Was versteht man unter "Seelenblindheit"?

44 Ventral der Zentralfurche befindet sich das motorische
   Sprachzentrum. Mit welchem Eigennamen wird das motorische
   Sprachzentrum nach seinem Entdecker bezeichnet?

45 Welcher prinzipielle Unterschied besteht zwischen dem Broca-
   Sprachzentrum (motorischem Sprachzentrum) und dem Sehzentrum?

46 Welche Folgen hat eine isolierte Zerstörung des Broca-Sprachzentrums?

47 Wie lautet die Krankheitsbezeichnung für den Ausfall des
   motorischen Sprachzentrums?

6 Hirnhäute und Liquorräume

 1 Was versteht man unter innerem Liquorraum?

 2 Wieviele Ventrikel enthält das Gehirn?

 3 Wie heißen die 4 Hirnventrikel?

4 Wo wird der Liquor produziert?

5 Wie sieht normaler Liquor aus?

6 Welche Zellen kann man im Liquor in großer Zahl nachweisen,
  wenn es zu einer bakteriellen Entzündung der Hirnhäute gekommen ist?

7 In welchem Hirnteil befinden sich die Seitenventrikel?

8 Von welchen Hirnhäuten ist das Gehirn umgeben (deutsche und
  anatomische Bezeichnung!)?

9 Welche Hirnhaut liegt dem Gehirn unmittelbar auf?

10 Welche Hirnhaut liegt der Schädelkalotte von innen an?

11 Welche Hirnhaut liegt zwischen der Dura mater und der Pia
   mater?

12 Was befindet sich zwischen Arachnoidea und Pia mater?

13 Wie wird der Raum zwischen Arachnoidea und Pia mater genannt?

14 Welche Aufgabe erfüllt der äußere Liquorraum?

15 Befindet sich der äußere Liquorraum nur um das Gehirn?

16 Das Rückenmark reicht beim Erwachsenen bekanntlich bis zwischen den 1. und 2. Lendenwirbel nach kaudal. Bis zu welcher Stelle reicht der äußere Liquorraum nach kaudal?

17 Für welche diagnostische Maßnahme ist es wichtig zu wissen,
   daß das Rückenmark bereits oberhalb des 2. Lendenwirbels
   endet, der äußere Liquorraum jedoch bis zum 2. Kreuzwirbel
   reicht?

18 Der Liquor wird in einem Adergeflecht (Plexus chorioideus)
   der Seitenventrikel produziert. Die Seitenventrikel sind über
   Verbindungsgänge mit dem III. und IV. Ventrikel sowie mit
   dem Zentralkanal verbunden. Wie gelangt der Liquor vom inneren Liquorraum in den äußeren Liquorraum?

19 Zu welcher Erkrankung kommt es, wenn die Verbindung zwischen
   innerem Liquorraum und äußerem Liquorraum beim Säugling verlegt ist?

20 Entsteht beim Erwachsenen nach einer Verlegung der Verbindungsstelle zwischen innerem und äußerem Liquorraum auch ein Hydrozephalus ("Wasserkopf")?

21 Bekanntlich liegt die Dura mater der Schädelkalotte von innen
   an. Die Meningen werden von Blutgefäßen ernährt, die zwischen
   Dura mater und der inneren Kortikalis des Schädelknochens (Lamina interna) verlaufen. Welche Arterie befindet sich zwischen
   Dura mater und der Lamina interna des Schläfenbeins?

22 Zu welchem Krankheitsbild kommt es, wenn bei einem Schädel-
   Hirn-Trauma die A. meningea media zerreißt?

23 Was geschieht mit dem Gehirn, wenn sich zwischen Dura mater
   und Schädelkalotte ein Hämatom (Bluterguß) entwickelt?

7 Hirnnerven

 1 Wieviele Gehirnnerven verlassen das Gehirn?

 2 Sind die Hirnnerven - wie die Rückenmarksnerven - paarige
   Nerven?

 3 Wie kommen die Hirnnerven aus der Schädelkalotte?

 4 Aus welcher Fläche des Gehirns treten die Hirnnerven aus?

 5 Wie werden die Hirnnerven bezeichnet?

 6 Welcher Name hat der I. Hirnnerv?

 7 Der Riechnerv (N. olfactorius) verläuft vom Gehirn in die
   Nasenschleimhaut. Durch welchen Knochen in der Schädelbasis
   treten die Fasern des Riechnerven in die Nase?

 8 Was geschieht, wenn das Siebbein frakturiert und die darüber
   liegenden Meningen verletzt werden?

 9 Wie heißt der II. Hirnnerv?

10 Wie lautet die anatomische Bezeichnung für den Sehnerven?

11 Wo beginnt der N. opticus?

12 Wo endet der N. opticus?

13 Verläuft die Sehbahn ungekreuzt von der Netzhaut bis zum Sehzentrum im Hinterhauptlappen?

14 Sehstörungen sind oft die ersten Symptome von Tumoren der
   Hypophyse. Können Sie dies erklären?

15 Wie heißt der III. Hirnnerv?

16 Welche 2 verschiedenen Aufgaben hat der N. oculomotorius?

17 Bei der Überwachung eines Schädel-Hirn-Verletzten ist es u.a.
   erforderlich, die Weite der Pupillen sowie die Pupillenreaktion auf Licht zu prüfen. Welchen Sinn hat diese Untersuchung.

18 Was versteht man unter einer Anisokorie?

19 Neben dem III. Hirnnerven (N. oculomotorius) dient auch der
   IV. und VI. Hirnnerv der Innvervation der Augenmuskeln. Wie
   heißen der IV. und der VI. Hirnnerv?

20 Über welchen Nerven werden Empfindungen, die von der Gesichts-
   haut kommen, zum Gehirn geleitet?

21 Wie heißt der V. Hirnnerv in der Anatomie?

22 Welche Aufgabe hat der VII. Hirnnerv (N. facialis)?

23 Eine Lähmung des N. facialis ist recht häufig. Die Fazialislähmung erkennt man daran, daß auf der betroffenen Gesichtshälfte der Mundwinkel herabhängt und das Auge auf dieser
   Seite nicht geschlossen werden kann. Welche Besonderheit
   muß bei der Pflege eines Patienten mit Fazialislähmung be-
   achtet werden?

24 Wie lautet die anatomische Bezeichnung für den VIII. Hirnnerven?

25 In dem anatomischen Ausdruck "N. statoacusticus" kommen die
   beiden unterschiedlichen Funktionen des VIII. Hirnnerven zum
   Ausdruck. Welche Funktion hat der VIII. Hirnnerv?

26 Wie heißt der IX. Hirnnerv?

27 Welche Aufgabe hat der N. glossopharyngeus?

28 Wie heißt der wohl bekannteste Hirnnerv?

29 Welche inneren Organe werden vom N. vagus (X. Hirnnerv oder
   einfach Vagus) innerviert?

30 Versorgt der Vagus den gesamten Verdauungstrakt?

31 Welche Wirkung hat der Vagus am Herzen?

32 Welche Wirkung hat der Vagus am Magen?

33 Welche Aufgabe hat der XI. Hirnnerv (N. accessorius)?

34 Wie heißt der XII. Hirnnerv?

35 Welche Funktion hat der N. hypoglossus?

36 Zur besseren Einprägung wollen wir die wichtigsten Hirnnerven noch einmal in Erinnerung rufen: Welcher Hirnnerv zieht
   von der Netzhaut zum Sehzentrum?

37 Welche Aufgabe hat der N. trigeminus (V. Hirnnerv)?

38 Welcher Hirnnerv innerviert die Gesichtsmuskulatur?

39 Welcher Hirnnerv vermittelt das Hören und ist gleichzeitig
   auch für das Gleichgewicht zuständig?

40 Welcher Hirnnerv innerviert die meisten inneren Organe?

41 Welcher Hirnnerv muß geschädigt sein, wenn ein Patient
   nicht mehr in der Lage ist, die Pupille bei Lichteinfall
   zu verengen?

8 Autonomes Nervensystem

1 Was versteht man unter dem autonomen Nervensystem?

2 Wie wird das autonome Nervensystem noch bezeichnet?

3 In welche 2 Untersysteme gliedert sich das vegetative Nervensystem auf?

4 Ist die Bezeichnung Vagus und Parasympathikus identisch?

5 Das vegetative Nervensystem ist dem Einfluß des Willens
  entzogen. Wie wird das "willkürliche Nervensystem" genannt?

6 Das autonome und das zerebrospinale Nervensystem hat seine
  Zentren im Bereich des Gehirns und des Rückenmarks. Wie unterscheidet sich eine efferente Nervenfaser des autonomen
  Nervensystems von einer efferenten Nervenfaser des zerebrospinalen Nervensystems?

7 Über welche Nervenfasern werden Schmerzen aus inneren Organen
  dem ZNS gemeldet?

8 Was versteht man unter einer Head-Zone?

9 Welche Aufgaben hat der Parasympathikus?

10 Welche Wirkung hat der Parasympathikus am Herzen?

11 Welche Wirkung hat der Parasympathikus an den Bronchien?

12 Im Bereich des Verdauungstraktes fördert der Parasympathikus
   die Peristaltik und die Tätigkeit der Drüsen des Verdauungstraktes. Erklären Sie diese Wirkung des Parasympathikus von
   der Grundaussage her: "Der Parasympathikus ist ein tropho-
   tropes Nervensystem".

13 Bis zu welchem Abschnitt wird der Verdauungstrakt vom N. vagus
   innerviert?

14 Welche prinzipielle Aufgabe hat der Sympathikus?

15 Wo befindet sich der Ursprung des Sympathikus?

16 Wieviele Synapsen muß ein Nervenimpuls, der vom Seitenhorn
   des Rückenmarks ausgeht und über eine efferente sympathische
   Nervenfaser zu einem inneren Organ verläuft, passieren?

17 Enthält die efferente parasympathische Bahn ebenfalls 2
   Synapsen?

18 Der Zelleib des 1. Neurons im sympathischen Nervensystem befindet sich im Seitenhorn der grauen Substanz des Rückenmarks. Der Neurit des 1. Neurons steht über eine Synapse
   mit dem Zelleib des 2. Neurons in Verbindung. Die Zelleiber
   liegen jedoch auch außerhalb des ZNS in Haufen zusammen.
   Wie werden solche Nervenzellhaufen genannt?

19 Was versteht man unter dem Grenzstrang des Sympathikus?

20 Welche Wirkung hat der Sympathikus auf das Herz?

21 Welche Wirkung hat der Sympathikus auf die Bronchien?

22 Bei einem Patienten, der unter einem Asthma-bronchiale-An-
   fall leidet, sind die Bronchien krampfartig zusammengezogen.
   Welcher Teil des autonomen Nervensystems muß stimuliert werden, um die Bronchien zu erweitern?

23 Wie wirkt der Sympathikus im Bereich des Magen-Darm-Traktes?

24 Welcher Überträgerstoff befindet sich in den Synapsen des
   parasympathischen Nervensystems?

25 Ist das Acetylcholin auch der Überträgerstoff in den Synapsen des sympathischen Nervensystems?

26 In welcher Hormondrüse wird Adrenalin produziert?

XI Sinnesorgane

1 Aufbau des Auges

1 Wie wird die knöcherne Höhle genannt, die den Augapfel größtenteils umschließt?

2 Der Augapfel wird von 3 Hüllen umschlossen. Aus welchen beiden Augenhäuten besteht die äußere Hülle des Augapfels?

3 Wie wird die Lederhaut in der Anatomie bezeichnet?

4 Welches Aussehen hat die Sklera?

5 Bei welcher Erkrankung färbt sich die Sklera gelb?

6 Die Sklera umschließt außen etwa 4/5 des Augapfels. Welche äußere Augenhaut umgibt das vordere 1/5 des Augapfels?

7 Wie heißt die Hornhaut in der Fachsprache?

8 Welche Besonderheit hinsichtlich ihrer Blutversorgung weist die Cornea auf?

9 Warum ist es für das Sehen wichtig, daß die Cornea keine Gefäße enthält?

10 Die Hornhaut wird u.a. aus der Tränenflüssigkeit ernährt. Voraussetzung hierfür ist jedoch ein intakter Lidschlag. Bei welcher Erkrankung ist der Lidschluß nicht möglich?

11 Welche pflegerische Maßnahme kann eine Austrocknung der Cornea bei einer Faziallähmung verhindern?

12 Das Auge besteht aus 3 Hüllen und 3 Räumen. In welchen Raum gelangt man, wenn die äußere Hülle im Bereich der Cornea durchstochen wird?

13 Neben der vorderen Augenkammer gibt es als 2. Raum auch eine hintere Augenkammer. Was befindet sich in der vorderen und hinteren Augenkammer?

14 Wie heißt die mittlere Hülle des Augapfels?

15 Wie heißt der vordere Abschnitt der Aderhaut?

16 Was versteht man unter der Iris?

17 Welche Aufgabe hat die Iris?

18 Woran erkennt man bei geöffnetem Auge die Iris?

19 Welches Aussehen hat die Pupille?

20 In welchen Teil des Auges gelangt das Licht, nachdem es die Cornea und die vordere Augenkammer passiert hat?

21 Die Iris (Regenbogenhaut) enthält 2 Muskeln: den Pupillenöffner und den Pupillenschließer. Der Pupillenschließer wird von parasympathischen Fasern gesteuert. Mit welchem Gehirnnerv verlaufen die parasympathischen Fasern, die die Pupille verengen?

22 Welcher Nerv erweitert die Pupille?

23 Welcher Teil des Auges gehört neben Aderhaut und Regenbogenhaut noch zur mittleren Augenhaut?

24 Wie lautet der Fachausdruck für den Strahlenkörper?

25 Das Corpus ciliare besteht aus einer Drüse (Ziliardrüse) und einem Muskel, dem Ziliarmuskel. Welche Aufgabe hat der Ziliarmuskel?

26 Bei stärkerer Wölbung der Linse nimmt die Brechkraft des Auges zu. Die nahegelegenen Dinge können nun vom Auge besser gesehen werden. Wie wird die Fähigkeit des Auges genannt, durch Zunahme der Linsenwölbung (Erhöhung der Brechkraft) nahe gelegene Objekte scharf zu sehen?

27 Die vordere Augenkammer wird vorn durch die Cornea begrenzt. Wodurch wird die vordere Augenkammer hinten begrenzt?

28 Wodurch wird die hintere Augenkammer gebildet?

29 Wo wird das Kammerwasser produziert?

30 Was versteht man unter dem Schlemm-Kanal?

31 Welche Folgen hat eine Abflußbehinderung des Kammerwassers durch eine Verlegung des Schlemm-Kanals?

32 Wie hoch ist der normale Augeninnendruck?

33 Was ist ein Glaukom?

34 Wie heißt die innerste Augenhaut?

35 Wie wird die Netzhaut in der Anatomie bezeichnet?

36 Die Netzhaut ist der lichtempfindliche Teil des Auges. Welche Zellen wandeln in der Retina das einfallende Licht in elektrische Impulse (Nervenimpulse) um?

37 Welche genaue Aufgabe haben die Stäbchen?

38 Welche Funktion erfüllen die Zapfen?

39 Was versteht man unter dem gelben Fleck (Fovea centralis)?

40 Über welchen Nerv werden die in den Stäbchen und Zapfen ge-
bildeten Nervenimpulse zum Gehirn geleitet?

41 Warum wird die Eintrittsstelle des N. opticus auch als
blinder Fleck bezeichnet?

42 Zu welchem Hirnabschnitt werden die Impulse von der Netzhaut
geleitet?

43 Welches Gebilde befindet sich in der Sehbahn in der Nähe der
Hypophyse?

44 Welche Nervenfasern des N. opticus kreuzen im Chiasma opticum?

45 Welcher Teil des Auges füllt den Raum hinter der Linse und
vor der Netzhaut aus?

46 Der Augapfel wird von 6 Muskeln bewegt. Welche drei Hirnnerven steuern diese Augenmuskeln?

2 Sehen

1 Aus der Ferne parallel einfallende Lichtstrahlen werden von
den optischen Medien des Auges (z.B. Hornhaut, Linse) gebrochen. D.h. die Lichtstrahlen ändern ihre Verlaufsrichtung.
Sie streben nun aufeinander zu. In welchem Teil eines normal-
sichtigen Auges treffen sich die beiden Lichtstrahlen?

2 Wie wird in der Physik der Vereinigungspunkt der Lichtstrahlen hinter einer Linse genannt?

3 Was versteht man unter Brennweite?

4 Was versteht man unter Brechkraft?

5 In welcher Einheit wird die Brechkraft gemessen?

6 Was ist eine Dioptrie (dpt)?

7 Wie groß ist etwa die Gesamtbrechkraft des Auges bei Ferneinstellung?

8 Wieviele Dioptrien trägt die Hornhaut zur Gesamtbrechkraft
des Auges von ca. 60 dpt bei?

9 Welche beiden Linsentypen werden in der Physik unterschieden?

10 Was bedeutet es, wenn jemand sagt, seine Brillengläser hätten eine "Stärke" von +2 dpt?

11 Was versteht man unter Kurzsichtigkeit?

12 Welche Fachbezeichnung wird in der Medizin für die Kurzsichtigkeit verwendet?

13 Bei der Myopie liegt also der Schnittpunkt der gebrochenen Lichtstrahlen vor der Netzhaut. Wie kommt dies zustande?

14 Mit welchem Linsentyp muß eine Myopie korrigiert werden?

15 Was bedeutet die Bezeichnung Hyperopie?

16 Wo befindet sich der Schnittpunkt der Lichtstrahlen bei der Weitsichtigkeit?

17 Mit welchem Linsentyp wird eine Hyperopie korrigiert?

18 Die Hornhaut (Cornea) stellt mit 40 dpt den größten Anteil an der Gesamtbrechkraft des Auges. Welches andere optische Medium des Auges hat einen wesentlichen Beitrag an der Gesamtbrechkraft des Auges?

19 Wie hoch ist die Brechkraft der Linse?

20 Was versteht man unter Akkomodation?

21 Im Alter kommt es zu einem Elastizitätsverlust der Linse. Hierdurch wird die Nahakkommodation beeinträchtigt. Es kommt zur Alterssichtigkeit. Der ältere Mensch liest die Zeitung mit ausgestreckten Armen. Wie ist die Alterssichtigkeit (Presbyopie) zu erklären?

22 Im Alter kommt es neben der Presbyopie jedoch auch häufig zu einer anderen Erkrankung der Linse, dem grauen Star. Was versteht man darunter?

23 Wie lautet der medizinische Fachausdruck für den grauen Star?

24 Was versteht man unter grünem Star?

25 Bei stark ausgebildetem Katarakt muß die Linse entfernt werden, da sonst die Lichtstrahlen durch die stark getrübte Linse die Retina nicht mehr erreichen können. Welche Folgen hat die Linsenentfernung für das Auge?

3 Ohr

1 Ist das Ohr lediglich Hörorgan?

2 In welche 3 Abschnitte wird das Ohr eingeteilt?

3 Aus welchen beiden Teilen besteht das äußere Ohr?

4 Wodurch wird der äußere Gehörgang vom Mittelohr getrennt?

5 Wie lautet die anatomische Bezeichnung für das Trommelfell?

6 Welche Aufgabe hat die Membrana tympani?

7 Was sind Schallwellen?

8 In welcher Einheit wird die Frequenz eines Tones angegeben?

9 Worin besteht der Unterschied zwischen Ton und Geräusch?

10 In welchem Frequenzbereich kann das menschliche Ohr Töne wahrnehmen?

11 Empfindet das menschliche Gehör einen Ton von ca. 16000 Hz als hohen oder tiefen Ton?

12 Das menschliche Gehör ist in der Lage, Töne bis zu einer Höhe von 20000 Hz wahrzunehmen. Das Trommelfell leitet jedoch nur Töne bis zu einer Höhe von 2000 Hz weiter auf die Kette der Gehörknöchelchen. Wie werden die höheren Tonfrequenzen zum Innenohr geleitet?

13 Wie wird der Raum des Mittelohres genannt, in dem sich die Gehörknöchelchen befinden?

14 Welche 3 Gehörknöchelchen findet man in der Paukenhöhle?

15 Welches Hörknöchelchen ist mit dem Trommelfell (Membrana tympani) verbunden?

16 Auf welches Hörknöchelchen gibt der Hammer seine Schwingungen weiter?

17 Welches Hörknöchelchen überträgt die Schwingungen vom Amboß auf das Innenohr?

18 Welches Aussehen hat ein gesundes Trommelfell?

19 Welche Farbe hat das Trommelfell bei einer akuten Mittelohrentzündung (Otitis media)?

20 Ein gesundes Trommelfell trennt den äußeren Gehörgang vollständig von der Paukenhöhle ab. Wird der Mensch einer plötzlichen Luftdruckerhöhung (Fahren im Aufzug) ausgesetzt, so
   müßte eigentlich das Trommelfell in Richtung Paukenhöhle ge-
   drückt werden, weil infolge der vollständigen Trennung zwischen äußerem Gehörgang und Paukenhöhle in der Paukenhöhle
   ein geringerer Luftdruck herrscht als im äußeren Gehörgang.
   Dies hätte aber für die Schwingungsfähigkeit des Trommel-
   fells - und damit für unser Hörvermögen - eine erhebliche
   Beeinträchtigung zur Folge. Durch welche Einrichtung wird
   der Druck in der Paukenhöhle dem Druck im äußeren Gehörgang
   (Umwelt) sehr rasch angepaßt?

21 Mit welchem Namen wird die Verbindungsröhre zwischen Paukenhöhle und oberem Rachenraum bezeichnet?

22 In welchen Schädelknochen ist das Innenohr eingebettet?

23 Welche Sinnesorgane befinden sich im Innenohr?

24 Was versteht man unter dem "häutigen Labyrinth"?

25 Aus welchen Teilen besteht das häutige Labyrinth?

26 In welchem Teil des häutigen Labyrinths liegen die Sinneszellen für die Gehörempfindung?

27 Wie lautet der anatomische Ausdruck für die Schnecke?

28 Sie haben bereits gehört, daß die Schallwellen das Trommelfell in Schwingungen versetzen. Diese Schwingungen werden
   über die Kette der Gehörknöchelchen auf das Innenohr übertragen. Dabei ist der Steigbügel mit dem Innenohr verbunden.
   An welcher Stelle ist der Steigbügel mit dem Innenohr verbunden?

29 Eine recht häufige Erkrankung, die zur Schwerhörigkeit führt,
   ist die Otosklerose. Welche Veränderung liegt der Otosklerose
   zugrunde?

30 Wie heißt die Flüssigkeit, die sich im häutigen Labyrinth
   befindet?

31 Wo findet man die Perilymphe?

32 Der Steigbügel überträgt die Schwingungen am ovalen Fenster
   auf die Endolymphe. Die höheren Frequenzen (über 2000 Hz)
   werden vom Schädelknochen über die Perilymphe zur Schnecke
   übertragen. Durch beide Vorgänge werden die Hörsinnzellen
   in der Schnecke gereizt. Wie gelangt dieser "Reiz" zum Gehirn?

33 Wie heißt der VIII. Hirnnerv?

34 Wie heißt der Knochenkanal, durch den der N. statoacusticus
   (N. vestibulocochlearis) aus der Felsenbeinpyramide des Schläfenbeins in das Gehirn gelangt?

35 Welche Teile des häutigen Labyrinths bilden das Gleichgewichtsorgan?

36 Wann werden die Sinneszellen im Sacculus, Utriculus und in
   den Bogengängen gereizt?

37 Welcher Nerv meldet die Erregung der Sinneszellen des Gleichgewichtsorgans dem Gehirn?

Antworten

1 Gewebe.

2 Nein. Sie sind auch im Hinblick auf ihre Funktion gleichartig.

3 Nein. Ein Organ ist aus mehreren Geweben aufgebaut.

4 Deck- oder Epithelgewebe.

5 Knochen und Knorpel.

6 Das Bindegewebe stellt eine Verbindung zwischen den einzelnen Geweben, Organen und Organsystemen her. Z.B. wird das
  lockere Bindegewebe, sowie das Fett- und Sehnengewebe zum
  Bindegewebe gerechnet.

7 Nein. Interzellularsubstanz (Zwischenzellsubstanz) ist typisch für das Bindegewebe. So sind z.B. die Bindegewebsfasern, wie kollagene und elastische Fasern, Zwischenzell-
  substanzen.

8 Muskelgewebe.

9 Die Fähigkeit des Muskelgewebes zur Kontraktion (Zusammenziehen).

10 Gelenke.

11 Skelettmuskulatur.

12 Bindegewebe.

13 Achillessehne.

14 Oberhalb der Ferse. Sie wird beim Stehen auf den Zehen ange-
   spannt.

15 Auch im Verdauungstrakt müssen Bewegungsvorgänge ablaufen.
   Diese Bewegungsvorgänge sind zum Transport des Speisebreies
   notwendig.

16 Die Skelettmuskulatur kann willkürlich bewegt werden. Man
   nennt sie daher auch Willkürmuskeln.
   Die Muskulatur, die in den inneren Organen vorkommt, kann
   nicht willkürlich beeinflußt werden.

17 Glatte Muskulatur.

18 Die glatte Muskulatur muß wesentlich ausdauernder sein. Sie
   arbeitet zwar langsamer als die quergestreifte Muskulatur,
   sie ermüdet bei ihrer Arbeit jedoch nicht.

19 Nervengewebe.

20 Für den langen Fortsatz der Nervenzelle werden 3 Begriffe gebraucht: Nervenfaser, Neurit und Axon. Bedenken Sie bitte:
   Die Begriffe Nervenfaser und Nerv sind nicht identisch.

21 Dentriten.

22 Neuron.

23 Nein. Über die Neuronen werden auch Informationen von der
   Außenwelt zum Zentralnervensystem übermittelt. Über die Neu-
   ronen werden also Wahrnehmungen wie: Sehen, Hören, Riechen,
   Schmerz, Kälte und Wärme zum Zentralnervensystem geleitet.

24 Das Epithelgewebe bedeckt alle äußeren und inneren Oberflächen des Organismus.

25 Viele Organe oder Organstrukturen enthalten einen Hohlraum.
   Genau wie die Wand eines Zimmers mit Tapete bedeckt ist,
   so sind diese Hohlräume mit Epithelgewebe ausgekleidet.

26 Mundhöhle, Magen, Darm, Herz, Blutgefäße, Gallenblase, Harnblase.

27 Ja. Auch Drüsengewebe ist Epithelgewebe.

28 Exokrine und endokrine Drüsen.

29 Exokrine Drüsen haben einen Ausführungsgang. Sie geben ihr
   Sekret über diesen Ausführungsgang an eine äußere oder innere Oberfläche ab.
   Endokrine Drüsen haben keinen Ausführungsgang. Das Produkt
   der endokrinen Drüse wird direkt an das Blut abgegeben.

30 Hormondrüse.

31 Hirnanhangdrüse, Schilddrüse, Bauchspeicheldrüse, Nebenniere, Eierstock.

32 Leber.

33 Galle.

34 Die Leber hat einen Ausführungsgang, der die Galle in den
   Darm leitet.

35 Der Krebs (genauer gesagt: das Karzinom).

II Skelett

1 Knochen

1 Ja. 1. Im Knochen befindet sich das rote Knochenmark, welches zur Blutbildung erforderlich ist.
2. Der Knochen stellt einen Schutz dar für Organe wie Gehirn, Rückenmark, Lunge und Herz.
3. Der Knochen dient als Speicher für das lebenswichtige
Element Kalzium (Ca).

2 Platte Knochen, kurze Knochen, lange Knochen = Röhrenknochen.

3 Die Knochen des Schädels, des Beckens, das Brustbein, das
Schulterblatt

4 Lange Knochen = Röhrenknochen.

5 Diaphyse.

6 Epiphyse.

7 Epiphysenfuge.

8 Von der Epiphysenfuge geht das Längenwachstum des Knochens
aus.

9 Nein, denn im Erwachsenenalter findet kein Längenwachstum
des Knochens mehr statt. Die während der Jugendzeit knorpelige Epiphysenfuge ist im Erwachsenenalter knöchern durch-
baut.

10 Außen: Kompakta. Innen: Spongiosa.

11 In den Epiphysen ist die Spongiosa besonders deutlich ausgebildet.

12 Die Anordnung der Spongiosa, je nach Druckbelastung, dient
der Materialeinsparung am Knochen, ohne daß die Festigkeit
darunter leidet.

13 8 kg. Daher ist die Meinung, ein Übergewicht sei Folge eines
schweren Skeletts, unsinnig. Selbst, wenn ein Mensch ein um
50% schwereres Skelett hätte, würde dies lediglich mit 4 kg
zu Buche (besser auf die Waage) schlagen.

14 Kalzium (CA).

15 Periost.

16 1. Das Periost ernährt den Knochen.
   2. Vom Periost geht die Knochenneubildung aus.

17 Bei Knochenbrüchen (Frakturen).

18 Die Wirbel-, die Hand- und Fußwurzelknochen.

19 Nein. Die Blutbildung findet in den platten Knochen, in den
   kurzen Knochen und in den Epiphysen der Röhrenknochen statt.
   In der Markhöhle der Diaphyse findet keine Blutbildung statt.

20 Rotes Knochenmark und gelbes Knochenmark = Fettmark.

21 In den Diaphysen der Röhrenknochen.

22 An einem platten Knochen. Im gesamten Bereich der platten
   Knochen findet man rotes Knochenmark. Zweckmäßigerweise
   wählt man zur Knochenmarkspunktion das Brustbein oder den
   Beckenkamm.

23 Nein. Die Gelenkflächen der Epiphysen sind mit Knorpel über-
   zogen.

2 Wirbelsäule

1 Als Doppel-S-Form.

2 Halswirbelsäule, Brustwirbelsäule, Lendenwirbelsäule, Kreuzbein und Steißbein.

3 Sieben.

4 Die Übersetzung des anatomischen Ausdrucks kranial mit "oberhalb" ist nicht ganz korrekt. Kranial bedeutet schädelwärts.
  Der 4. Halswirbel liegt auch beim Kopfstand schädelwärts
  (kranial) des 5. Halswirbels.

5 Steißwärts.

6 Zwölf.

7 Fünf.

8 Os sacrum.

9 Fünf.

10 Os coccygeum.

11 Das Os sacrum liegt kaudal der Lendenwirbelsäule.

12 2 - 4 Wirbel.

13 Bauchwärts.

14 Dorsal (zum Rücken hin gelegen).

15 Lordose.

16 Eine Krümmung der Wirbelsäule nach dorsal.

17 Im Bereich der Halswirbelsäule und der Lendenwirbelsäule.

18 Im Bereich der Brustwirbelsäule und des Os sacrum.

19 Da die Wirbelsäule eine Doppel-S-Form besitzt, muß auf jede
   Lordose nach kranial und kaudal eine Kyphose folgen. Wir
   finden also im Bereich der Brustwirbelsäule (BWS) und im
   Bereich des Os sacrum eine Kyphose.

20 Wegen der Doppel-S-Form eine Lordose. Wir finden also im
   Bereich der Halswirbelsäule (HWS) eine Lordose.

21 Wirbelkörper, Wirbelbogen, Querfortsätze, Dornfortsatz und
   Gelenkfortsatz.

22 Der ventral gelegene Wirbelkörper ist das tragende Element
   der Wirbelsäule. Man erkennt dies auch daran, daß die Größe
   der Wirbelkörper nach kaudal hin zunimmt.

23 Wirbelloch (Foramen vertebrale).

24 Wirbelkanal (Canalis vertebralis).

25 Das Rückenmark.

26 Die Rückenmarksnerven treten durch das Zwischenwirbelloch
   aus dem Wirbelkanal aus. Die Lage des Zwischenwirbelloches
   kann man nur bei der Betrachtung zweier unmittelbar benach-
   barter Wirbel verstehen: Bekanntlich liegt dorsal des Wirbelkörpers der Wirbelbogen. Der kraniale Wirbelbogen zeigt
   an seinem kaudalen Abschnitt eine deutliche Einkerbung. An
   genau der darunter liegenden Stelle findet sich in dem kaudalen Wirbelbogen ebenfalls eine Einkerbung. Die beiden Ein-
   kerbungen liegen aufeinander, so daß ein Loch entsteht,
   durch das die Rückenmarksnerven austreten können. Dieses
   Loch nennt man, weil es zwischen 2 Wirbeln gelegen ist,
   das Zwischenwirbelloch.

27 Foramen intervertebrale.

28 Dornfortsatz.

29 Sie sind die Ursprungs- und Ansatzstellen der Rückenmusku-
   latur.

30 Die Beweglichkeit der einzelnen Wirbel untereinander wird
   durch die Gelenkfortsätze erreicht. Jeder Wirbel ist mit
   seinem benachbarten kranialen und kaudalen Wirbel durch die
   Gelenkfortsätze verbunden.

31 Eine Zwischenwirbelscheibe (Discus intervertebralis)

32 "Bandscheiben".

33 Die Zwischenwirbelscheibe besteht außen aus einem Faserring,
   innen befindet sich der Gallertkern.

34 Eine Krümmung der Wirbelsäule nach der Seite.

35 Eine Skoliose kommt an der gesunden Wirbelsäule überhaupt
   nicht vor. Lordose und Kyphose sind normale (physiologische)
   Krümmungen der Wirbelsäule. Eine Skoliose ist eine krankhafte (pathologische) Krümmung der Wirbelsäule.

36 Mit Ausnahme des 1. und 2. Halswirbels zeigen alle Wirbel
   den gleichen prinzipiellen Aufbau.

37 Atlas.

38 Dem Atlas fehlt der Wirbelkörper.

39 Querverlaufendes Atlasband (Lig. transversum atlantis).

40 Das Rückenmark. Der dorsale Abschnitt des Atlas kann als
   Teil des Wirbelkanals (Canalis vertebralis) aufgefaßt werden.

41 Der Schädel. Der Atlas ist gelenkig mit dem Hinterhauptbein
   verbunde.

42 Dreher (Axis).

43 Zahn des Drehers (Dens axis).

44 In den ventralen Abschnitt. Noch einmal zur Erinnerung:
   Dorsal des Lig. transversum atlantis liegt das Rückenmark.

45 Die Drehbewegung des Schädels.

46 Die Nickbewegung des Schädels findet in einem Gelenk zwischen Atlas und Hinterhaupt statt.

47 Die 12 Rippen.

3 Brustkorb

1 Thorax.

2 Die Wirbelsäule, die Rippen, das Brustbein.

3 Lunge und Herz.

4 Durch das Zwerchfell.

5 Beim Menschen gibt es normalerweise 12 Rippenpaare.

6 Nein. Die knöchernen Rippen setzen mittels einer knorpeligen Zwischenstücks am Brustbein an.

7 Jede wahre Rippe setzt einzeln mittels eines knorpeligen Zwischenstücks am Brustbein an.

8 Sieben.

9 Teilweise. Die 11. und 12. Rippe setzt nicht direkt am Brustbein an. Die 8. - 10. Rippe setzt gemeinsam über dem knorpeligen Rippenbogen am Brustbein an.

10 Halsrippen kommen normalerweise nicht vor. Unter krankhaften (pathologischen) Bedingungen findet man ventrale Fortsätze (Rippen) jedoch auch an den kaudalen Halswirbeln.

11 Sternum.

12 Schwertfortsatz (Xiphoid).

13 Die erste Rippe ist unter dem Schlüsselbein (Clavicula) verborgen.

14 Nein. Dies hat mehrere Gründe. Ein Grund ist aus der Anatomie des Thorax unmittelbar einsichtig: Die Rippen setzen über ein knorpeliges Zwischenstück am Sternum an. Würde unmittelbar über dem Herzen die äußere Herzmassage durchgeführt, so könnte es passieren, daß dieses Knorpelstück "ausgestanzt" würde und es damit zu einer Verletzung der Lunge oder des Herzens käme.

15 Interkostalmuskulatur.

16 Sie dienen (neben einer Anzahl von anderen Muskeln) der Einatmung.

17 Sie dienen der Ausatmung.

4 Schulterregion

1 Das Schlüsselbein und das Schulterblatt.

2 Platte Knochen.

3 Scapula.

4 Schultergelenk.

5 Oberarmknochen.

6 Humerus.

7 Kugelgelenk.

8 Hüftgelenk.

9 Ein Kugelgelenk gestattet den größten Bewegungsumfang.

10 Der Unterschied zwischen beiden Kugelgelenken liegt in dem
Verhältnis von Pfanne und Kopf. Beim Hüftgelenk ist das Verhältnis zwischen Hüftpfanne (Acetabulum) und dem Kopf des
Oberschenkels ausgewogen, d.h. der Kopf des Oberschenkels
paßt genau in die Hüftgelenkspfanne. Beim Schultergelenk
beträgt das Verhältnis Pfanne zu Kopf etwa 1 : 4, d.h.,
der Oberarmkopf ist beträchtlich größer als die Pfanne.

11 Unter Luxation oder Verrenkung versteht man ein Heraussprin-
gen des Kopfes aus der Gelenkpfanne.

12 Das Schultergelenk ist am häufigsten von Luxationen betroffen. Dies hat folgenden Grund: Beim Schultergelenk ist das
Verhältnis Pfanne zu Kopf unausgewogen. In der Schulterge-
lenkspfanne befindet sich nur ein Teil des Kopfes. Es führt
daher im Bereich der Schulter ein kleineres Trauma als im
Bereich des Hüftgelenks zur Luxation.

13 Zur Körpermittellinie hin.

14 Lateral.

15 Die Clavicula ist medial mit dem Sternum verwachsen.

16 Schulterhöhe.

17 Acromion.

18 Die Schulterhöhe und das laterale Ende des Schlüsselbeins
bilden das Schultereckgelenk.

19 Akromioklavikulargelenk.

20 Rabenschnabelfortsatz.

21 Processus coracoideus.

22 Schulterblatt (Scapula).

5 Obere Extremität

1 Oberarmknochen, Elle, Speiche, Handwurzelknochen, Mittelhandknochen, Fingerknochen.

2 Humerus.

3 Proximal bedeutet zum "Körperzentrum" hin gelegen. Z.B. liegt
der Oberarm proximal des Unterarms.

4 Distal bedeutet körperfern. Z.B. liegt die Handwurzel distal
von Elle und Speiche.

5 Schultergelenk.

6 Ellenbogengelenk.

7 Epicondylus medialis und Epicondylus lateralis.

8 Über dem Epicondylus medialis verläuft dicht unter der Haut
der N. ulnaris. Der N. ulnaris versorgt etliche Hand- und
Unterarmmuskeln.

9 Wird ein Gipsverband im Bereich des Ellenbogens zu eng angelegt, besteht die Gefahr der Druckschädigung des N. ulnaris.
Folge: Lähmungserscheinungen der Hand (sog. Krallenhand).

10 Elle und Speiche.

11 Elle = Ulna, Speiche = Radius.

12 Die Ulna liegt kleinfingerwärts.

13 Humerus, Ulna und Radius.

14 Scharniergelenk.

15 Ein echtes Gelenk ist durch den Gelenkspalt gekennzeichnet.
In einem echten Gelenk können die einzelnen Knochen zuein-
ander bewegt werden. Der Bewegungsumfang wird jedoch durch
Gelenkbänder eingeschränkt.

16 Unechte Gelenke sind feststehende Knochenverbindungen
(Haften).

17 Schädelnähte (Suturen), Schultereckgelenk (Symphyse).

18 Kugel- und Scharniergelenke besitzen einen Gelenkspalt.

19 Bei einem Scharniergelenk ist die Bewegung um eine Achse möglich, z.B. Bewegung und Streckung.

20 Kniegelenk, Finger- und Zehengelenk.

21 Handwurzelknochen.

22 Kahnbein, Mondbein, Dreiecksbein, Erbsenbein.

23 Naviculare (oder Os naviculare).

24 "Es fuhr ein Kahn im Mondenschein dreieckig ums Erbsenbein".

25 Großes Vieleecksbein, kleines Vieleecksbein, Kopfbein, Hakenbein.

26 "Vieleecksbein groß, Vieleecksbein klein, Köpfchen muß beim Häkchen sein".

27 Fünf.

28 Die Finger bestehen aus 3 Knochen (Grund-, Mittel- und Endglied); der Daumen besteht aus 2 Knochen (Grund- und Endglied).

29 Sattelgelenk (Bewegungsmöglichkeit um 2 Achsen).

30 Hierdurch wird die Hand zu einem fast universellen Werkzeug. Vergleichen Sie in Gedanken einmal die Bewegungsvielfalt einer menschlichen Hand mit dem Bewegungsspielraum einer tierischen Pfote oder Tatze.

6 Becken

1 Vom Kreuzbein (Os sacrum) und den beiden Hüftbeinen.

2 Der Wirbelsäule.

3 Großes Becken, kleines Becken.

4 Os coxae.

5 Schambein, Sitzbein, Darmbein.

6 Os pubis.

7 Das rechte und das linke Os pubis verbinden sich in der Körpermitte zur Schambeinfuge (Symphyse). Die Symphyse ist im Bereich der Schambehaarung unter der Haut zu tasten.

8 Os ischii.

9 Das große Becken.

10 In der Pfanne des Hüftgelenks (Acetabulum).

11 Ja. Am deutlichsten sind diese geschlechtsspezifischen Unterschiede am Becken ausgebildet. Da dem Becken eine erhebliche Bedeutung bei der Geburt zukommt, findet man am weiblichen Becken einen breiteren Übergang vom großen zum kleinen Becken. Ferner ist bei der Frau der Abstand der Sitzbeine weiter.

12 Bekanntlich findet man im Bereich der Lendenwirbelsäule eine Lordose (Krümmung nach ventral) und im Bereich des Kreuzbeines eine Kyphose (Krümmung nach dorsal). Der Knick zwischen dem 5. Lendenwirbel und dem Kreuzbein wird als Promontorium bezeichnet.

13 Die Conjugata vera ist der engste Durchmesser des Beckens. Der engste Durchmesser des Beckens ist die Verbindungslinie von der Symphyse bis zum Promontorium.

14 11 cm.

15 Darmbein (Os ilium).

16 Oberer äußerer Darmbeinstachel.

17 Legt man die Hand in die Körperseite etwa in der Höhe, in der die Gürtellinie verläuft, so tastet man dort das Darmbein (Os ilium). Tastet man sich nun auf diesem Knochen weiter nach ventral vor, so stößt man auf einen auffallend vorspringenden Abschnitt des Darmbeines. Dies ist die Spina iliaca anterior superior.

7 Untere Extremität

1 Oberschenkelknochen, Schienbein, Wadenbein, Fußwurzelknochen, Mittelfußknochen, Zehenknochen.

2 Kugelgelenk.

3 Acetabulum.

4 Das Acetabulum wird vom Hüftbein (Os coxae) gebildet. Im Acetabulum stoßen die drei das Hüftbein bildenden Knochen (Darmbein, Schambein und Sitzbein) zusammen.

5 Femur.

6 Röhrenknochen.

7 Oberschenkelkopf.

8 Schenkelhals.

9 Der Schenkelhals ist - insbesondere bei älteren Menschen -
  häufig von Frakturen betroffen.

10 Großer Rollhügel = Trochanter major, und kleiner Rollhügel
   = Trochanter minor.

11 Im proximalen Oberschenkelbereich tastet man ganz lateral
   einen deutlich hervorspringenden Knochenpunkt. Bei Dreh-
   bewegungen des Beines bewegt sich dieser Punkt unter dem
   Finger weg.

12 Femurcondyli.

13 Schienbein und Wadenbein.

14 Tibia = Schienbein, und Fibula = Wadenbein.

15 Femur und Tibia. (Die Fibula ist nicht an der Gelenkbildung
   beteiligt).

16 Patella.

17 Sesambein.

18 Ein Sesambein verhindert die Reibung einer Sehne über einem
   Knochen.

19 Scharniergelenk. Das Scharniergelenk gestattet nur die Bewegung in einer Ebene. Im Kniegelenk ist nur die Beugung
   und Streckung möglich.

20 Menisken (Einzahl: Meniskus).

21 Die gelenkbildenden Flächen des Oberschenkelknochens (Femur)
   sind im Kniegelenk sehr schmal (linienhaft). Durch die
   Menisken wird der Femur der Tibia angepaßt. Man kann auch
   so formulieren: Durch die Menisken wird die linienhafte Ge-
   lenkfläche des Femurs "verbreitert".

22 Seitenbänder.

23 Die Kreuzbänder verhindern die Überstreckung im Kniegelenk.
   Sie verhindern außerdem, daß der Unterschenkel bei gebeug-
   tem Knie gegen den Oberschenkel verschoben werden kann.

24 Der mediale Meniskus ist mit dem medialen Seitenband verwachsen. Bei vielen Verletzungen des medialen Seitenbandes
   wird daher der mediale Meniskus mit verletzt.

25 Sprungbein, Fersenbein, Kahnbein und 3 Keilbeine.

26 Sprungbein.

8 Schädel

1 Das Gehirn und die Sinnesorgane Ohr und Auge.

2 Schädeldach und Schädelbasis.

3 Stirnbein, rechtes und linkes Scheitelbein, rechtes und
  linkes Schläfenbein, Hinterhauptbein.

4 Os frontale.

5 Suturen.

6 Das Stirnbein und die beiden Scheitelbeine.

7 Os frontale sowie das rechte und linke Os parietale.

8 Pfeilnaht.

9 Die beiden Scheitelbeine und das Hinterhauptbein.

10 Das Os frontale besitzt einen Hohlraum. Dieser Hohlraum
   ist Ihnen unter dem Namen "Stirnhöhle" bekannt.

11 Im Oberkieferknochen findet man die Kieferhöhle.

12 Nein. Beim Neugeborenen stoßen die einzelnen Knochen noch
   nicht aneinander. Die dadurch entstehenden Lücken sind lediglich bindegewebig überbrückt. Aus diesem Grunde ist der
   Schädel des Neugeborenen leicht eindrückbar.

13 Fontanellen.

14 Die vordere Fontanelle ist vierseitig begrenzt. Die hintere
   Fontanelle ist dreiseitig begrenzt.

15 Für die Geburtshilfe ist die Kenntnis der Fontanellen besonders wichtig. Für die Beurteilung eines Geburtsvorganges
   ist es nicht nur wichtig zu erkennen, ob der Schädel oder
   der Steiß führt, sondern es muß auch beurteilt werden, welcher Teil des Schädels führt. Tastet der Geburtshelfer bei
   der vaginalen Untersuchung die kleine Fontanelle als füh-
   rend, so liegt eine Hinterhauptslage (Normallage) vor.

16 Von den beiden Scheitelbeinen und dem Hinterhauptsbein.

17 Os occipitale.

18 Schädelbasis.

19 Diese Löcher sind Durchtrittsstellen von Nerven und Blutgefäßen, die vom Gehirn kommen bzw. zum Gehirn ziehen.

20 Durch das Foramen magnum tritt das Rückenmark in das Gehirn
   ein. Das Foramen magnum ist die äußerlich erkennbare Grenze
   zwischen Gehirn und Rückenmark.

21 Sella turcica.

22 Hirnanhangsdrüse (Hypophyse).

23 Nein. Zwischen dem Gehirn und dem Knochen befinden sich 3
   Gehirnhäute sowie das Gehirnwasser.

24 Liquor.

25 Im ventralen Abschnitt der Schädelbasis liegt das Siebbein.
   Das Siebbein ist ein sehr dünner Knochen. Normalerweise verlaufen durch feine Öffnungen im Siebbein Fasern des Riechnerven vom Gehirn zur Nase. Im vorliegenden Fall ist das
   Siebbein frakturiert. Durch den Bruchspalt im Knochen gelangt Liquor in die Nase. Da der Liquor ein wäßrig-klares
   Aussehen hat, kommt es leicht vor, daß Liquorträufeln aus
   der Nase mit Schnupfen verwechselt wird.

:I Muskulatur

1 Allgemeine Muskellehre I

 1 Muskelgewebe hat die Fähigkeit zur Kontraktion.

 2 Skelettmuskulatur, glatte Muskulatur, Herzmuskulatur.

 3 Die glatte Muskulatur kommt in allen Hohlorganen des Organismus vor, z.B. Magen, Darm, Harnblase, Gallenbalse, Blutgefäße ....

 4 Die glatte Muskulatur ermüdet nicht; sie ist nicht willkürlich beeinflußbar; ihre Kontraktionen sind langsamer als bei
   der Skelettmuskulatur.

 5 Quergestreifte Muskulatur und willkürliche Muskulatur.

 6 Die quergestreifte Muskulatur und willkürliche Muskulatur.

 7 Nein. Die Herzmuskulatur zeigt zwar wie die Skelettmuskulatur
   eine Querstreifung, sie hat jedoch andere Eigenschaften als
   die Skelettmuskulatur. Vereinfachend kann man sagen, daß die
   Herzmuskulatur die Vorteile der Skelettmuskulatur und der
   glatten Muskulatur in sich vereinigt, d.h., sie ermüdet
   nicht, während ihre Kontraktionen rasch und kräftig sind.

 8 Sehne.

 9 Eine flächenhafte Sehne wird als Aponeurose bezeichnet.

10 Antagonisten.

11 Kalzium (Ca).

12 Aus Adenosintriphosphat (ATP).

13 Nein. Nur etwa 25% der Energie wird in mechanische Arbeit umgesetzt. Die restlichen 75% Energie werden in Wärme umgewandelt.

14 Unter Muskelkontraktur wird ein erhöhter Widerstand gegen
   die passive Muskeldehnung verstanden.

15 Ist ein Muskel zwischen 2 Punkten fixiert, so kann er sich
nicht verkürzen. Er kann jedoch eine höhere Kraft (Spannung)
entwickeln. Bei isometrischer Kontraktion ändert sich also
die Muskelspannung bei gleicher Muskellänge.

16 Bei isotonischer Kontraktion ändert sich die Muskellänge bei
gleichbleibender Muskelkraft (Spannung).

17 Muskelfaszie (oder einfach: Faszie).

18 Muskelatrophie.

2 Allgemeine Muskellehre II (Synapse)

1 Muskelfasern kontrahieren "nicht von selbst". Die
Die Kontraktion der Muskelfasern wird vom Nervensystem gesteuert. Ein Nervenimpuls, der über den langen Fortsatz
einer Nervenzelle zur Muskelfaser verläuft, führt dort zur
Kontraktion der Muskelfaser.

2 Nervenfaser, Neurit, Axon.

3 Synapse.

4 Nein. Es gibt auch Synapsen zwischen Nervenzelle und Nervenzelle, sowie zwischen Nervenzelle und Drüsenzelle.

5 Motorische Endplatte.

6 Der Nervenimpuls "überspringt" nicht etwa den synaptischen
Spalt. Der Nervenimpuls setzt einen Überträgerstoff frei,
der den synaptischen Spalt überbrückt.

7 Dieser Stoff heißt Acetylcholin und ist der Überträgerstoff.

8 Das Acetylcholin führt zur Kontraktion der Muskelfaser.

9 Das Acetylcholin wird sofort nach Erreichen der Muskelfaser-
membran durch ein Enzym gespalten. Würde das Acetylcholin
nicht gespalten, so bliebe die Muskelfaser kontrahiert.

10 Acetylcholinesterase.

11 Z.B. Curare.

12 Das Curare verdrängt das Acetylcholin von der Muskelfaser-
membran. Das Curare selbst führt nicht zur Kontraktion der
Muskelfaser, es verhindert jedoch, daß das Acetylcholin an
die Muskelfaser gelangt.

13 Z.B. das Succinylcholin.

14 Das Succinylcholin wirkt gänzlich anders als das Curare.
   Das Succinylcholin führt wie das Acetylcholin an der Muskelfaser zur Kontraktion. Es wird jedoch wesentlich langsamer
   gespalten als das Acetylcholin. Hierdurch wird ebenfalls
   eine Lähmung der Muskulatur bewirkt.

15 Relaxation.

3 Muskulatur der Bauchwand

1 Die Baucheingeweide (Magen, Leber, Milz, Darm ...) werden
  ventral und lateral durch die Muskulatur der Bauchwand geschützt.

2 Skelettmuskulatur oder quergestreifte Muskulatur.

3 Ja. Die gesamte Skelettmuskulatur kann willkürlich bewegt
  werden.

4 Gerader Bauchmuskel, schräger äußerer Bauchmuskel, schräger
  innerer Bauchmuskel, querer Bauchmuskel.

5 Ja. Auch wenn man anhand eines Bildes leicht den Eindruck
  hat, daß der gerade Bauchmuskel ein einziger Muskel ist,
  so erkennt man doch bei der Muskelpräparation an der Leiche,
  daß es einen rechten und einen linken geraden Bauchmuskel
  gibt.

6 M. rectus abdominis (oder auch einfach: Rektus).

7 Beugung des Rumpfes nach ventral.

8 M. obliquus abdominis externus (Externus).

9 Von dorsal kranial lateral nach ventral kaudal medial oder
  viel anschaulicher ausgedrückt: "Wie die Hand in der Hosentasche".

10 M. obliquus abdominis internus (Internus).

11 Der Internus verläuft im rechten Winkel zum Externus.

12 Querer Bauchmuskel.

13 M. transversus abdominis (Transversus).

14 Die Fasern des Transversus verlaufen fast horizontal.

15 Externus, Internus, Transversus.

16 Beugung des Rumpfes nach lateral.

17 Ja. Wenn sich alle Bauchmuskeln kontrahieren, kommt es zur
   Bauchpresse.

18 Unter der Bauchpresse versteht man die Erhöhung des Bauch-
   innendruckes. Sie wird zum Beispiel beim Husten oder beim
   Stuhlgang (insbesondere bei hartem Stuhl) eingesetzt. Durch
   die Bauchpresse werden auch die Wehen beim Geburtsvorgang
   verstärkt.

19 Abdomen.

20 Nein. Zwischen Transversus und Bauchfell befindet sich die
   Fascia transversalis.

4 Leistenregion

 1 Lig. inguinale.

 2 1. A. femoralis (Beinschlagader), 2. V. femoralis (Beinvene),
   3. N. femoralis, 4. M. iliopsoas.

 3 Spina iliaca anterior superior (oberer vorderer Darmbeinstachel), Os pubis (Schambein).

 4 Äußerer schräger Bauchmuskel.

 5 Externusaponeurose.

 6 Die Produktion der Spermien (Samenzellen) findet nur bei
   einer Temperatur, die ca. $2^{o}C$ unter der Bauchhöhlentemperatur
   liegt, statt.

 7 Leistenkanal.

 8 Von dorsal kranial lateral nach ventral kaudal medial ("wie
   die Hand in der Hosentasche").

 9 1. Samenleiter, 2. Hodenarterie, 3. Hodenvene, 4. M. cremaster.

10 Ductus deferens.

11 Transport der Spermien vom Nebenhoden zum hinteren Teil der
   Harnröhre.

12 Der äußere Leistenring ist eine Öffnung in der Externusaponeurose.

13 Beim Durchtritt des Hodens durch die Bauchwand gelangt der
Hoden zunächst an den innersten Bauchmuskel (genauer gesagt:
an dessen Faszie). Der innerste Bauchmuskel ist der Transversus. Der innere Leistenring ist also die Eintrittspforte
des Leistenkanals. Der innere Leistenring liegt in der Fascia
transversalis lateral der epigastrischen Gefäße.

14 Rundes Mutterband, Lymphgefäße.

15 Lig. teres.

16 Es hält die Gebärmutter nach ventral geknickt.

17 Eine Ausstülpung des Peritoneum (Bauchfells) durch eine
Schwachstelle in der Bauchwand.

18 Dorsal des Leistenbandes.

19 Eine offene Verbindung zwischen Harnblase und Nabel in der
Embryonalzeit.

20 .... einem nicht geschlossenen Urachus.

21 Die Leistenhernie liegt kranial des Leistenbandes.

22 Laterale und mediale Leistenhernien.

23 Die Lage zu den epigastrischen Gefäßen.

24 1. Direkte Leistenhernie,
2. indirekte Leistenhernie.

25 Bei der direkten Leistenhernie verläuft der Bruch auf dem
kürzesten (direkten) Weg durch die Bauchwand. Die Austritts-
pforte des direkten Leistenbruches ist der äußere Leistenring.

26 Bei der indirekten Leistenhernie nimmt der Bruch einen zwar
"bequemen", aber längeren (indirekten) Weg durch die Bauchwand. Die indirekte Leistenhernie verläuft vollständig durch
den Leistenkanal. Eintrittspforte: innerer Leistenring, Aus-
trittspforte: äußerer Leistenring!

5 Zwerchfell

1 Brustraum und Bauchraum.

2 Das Zwerchfell ist eine nach kranial gewölbte Kuppel, die quer
im unteren Brustraum ausgespannt ist.

3 Das Zwerchfell ist der Hauptatemmuskel.

4 N. phrenicus.

5 Der N. phrenicus stammt aus dem 4. Segment des Halsmarks.

6 Bei schweren und schwersten Verletzungen der Halswirbelsäule
  kann es zu einer Zerstörung der Nervenwurzeln oder der Ur-
  sprungsgebiete des N. phrenicus kommen. Die Folge ist eine
  Lähmung der betroffenen Zwerchfellseite (eventuell auch eine
  komplette Zwerchfellähmung).

7 Bei der Einatmung kontrahiert sich das Zwerchfell. Die Zwerch-
  fellkuppel flacht sich ab, das Zwerchfell tritt nach unten.
  Dadurch wird der Brustraum vergrößert und Luft kann in die
  Lungen einströmen.

8 Centrum tendineum.

9 Nein. Eine ganze Anzahl anatomischer Strukturen verläuft durch
  die Brusthöhle zur Bauchhöhle.

10 Speiseröhre (Ösophagus).

11 Aorta (Hauptschlagader) und V. cava inferior (untere Hohlvene).

12 Vagus und Grenzstrang. (Der Vagus ist ein Teil des parasympathischen Nervensystems, während der Grenzstrang ein Teil
   des symphatischen Nervensystems ist).

6 Muskulatur der Brustwand

1 Der knöcherne Thorax mit den Rippen schützt im wesentlichen
  die Brusteingeweide (Herz, Lunge, Luftröhre ...).

2 Zwerchfell.

3 Die Einatmung wird im Prinzip durch Erweiterung des Thoraxraumes erreicht. Durch Erweiterung des Thoraxraumes werden
  auch die Lungen ausgedehnt, und die Luft kann in die Lungen
  einströmen.
  Im Falle des Zwerchfells kommt die Erweiterung des Brustraumes durch das Tiefertreten des Zwerchfelles zustande. Dies
  ist allerdings nicht die einzige Möglichkeit, den Brustraum
  zu erweitern. Der Brustraum kann auch durch eine Seitbewe-
  gung der unteren Rippen erweitert werden.

4 Ja. Im Prinzip alle Muskeln, die im Bereich der Rippen ihren
  Ursprung oder Ansatz haben. Diese Muskeln sind in der Lage,
  eine Bewegung der Rippen zu bewirken.

5 Atemhilfsmuskeln.

6 Die Atemhilfsmuskeln stehen alle mit den Rippen in Verbindung.
Sie sind dadurch in der Lage, den Thorax "enger" oder "weiter"
zu stellen.

7 Inspiration.

8 Ausatmung.

9 Den äußeren und inneren Zwischenrippenmuskeln (Mm. intercostales externi und interni).

10 Die äußeren Zwischenrippenmuskeln verlaufen wie der Externus
der Bauchmuskulatur. Bei Kontraktion dieser Muskeln wird die
jeweils tiefergelegene Rippe nach kranial und lateral bewegt.
Dadurch kommt eine Erweiterung des Brustraumes zustande.

11 Großer Brustmuskel und kleiner Brustmuskel.

12 M. pectoralis major.

13 Ja. Der M. pectoralis major bewegt den Arm im Schultergelenk.
(Er zieht den abgespreizten Arm an den Thorax heran).

14 Er muß mit aufrechtem Oberkörper gelagert werden.

IV Herz - Kreislauf

1 Allgemeine Kreislauflehre

1 Prinzipiell besteht die Aufgabe des Herz-Kreislauf-Systems
  darin, Blut in die unmittelbare Nähe aller Zellen des Organismus zu bringen. Dies ist notwendig, damit jede Zelle mit
  Sauerstoff und Nährstoffen versorgt wird. Außerdem werden
  über das Blut die Abfallprodukte des Zellstoffwechels (z.B.
  Kohlendioxid) abtransportiert.

2 Das Herz ist der Motor des Kreislaufes.

3 Das Gesamtblutvolumen beträgt ca. 5 l. Dies sind rund 8% des
  Körpergewichtes.

4 Arterien, Venen und Kapillaren.

5 Eine Arterie ist ein Blutgefäß, welches das Blut vom Herzen
  weg transportiert.

6 Nein. Diese Antwort ist grundfalsch. Ob es sich bei einem
  Blutgefäß um eine Arterie handelt oder nicht, hängt nur von
  der Flußrichtung des Blutes ab. Der Sauerstoffgehalt hat dabei keine Bedeutung.

7 Eine Vene ist ein Blutgefäß, welches das Blut zum Herzen hin
  transportiert. (Auch hierbei hat der Sauerstoffgehalt keine
  Bedeutung).

8 Kapillaren (zu deutsch: Haargefäße).

9 In der Lunge wird das Blut mit Sauerstoff beladen. Ferner gibt
  das Blut in der Lunge das Kohlendioxid ab. Das Kohlendioxid
  verläßt den Organismus dann über die Ausatemluft.

10 Es werden der große und der kleine Kreislauf unterschieden.

11 Körperkreislauf.

12 Der Körperkreislauf versorgt alle Organe des Körpers (z.B.
   Gehirn, Leber, Magen, Darm, Muskulatur, Haut ...) mit sauerstoffreichem Blut.

13 Von der linken Herzhälfte.

14 Vorhof und Kammer.

15 Das Herz besteht aus 4 Herzhöhlen, jeweils eine rechte und
   eine linke (Herz-)kammer und jeweils ein linker und rechter
   Vorhof.

16 Der große (Körperkreislauf) beginnt in der linken Kammer.

17 Aorta.

18 Das Blut in der linken Kammer ist sauerstoffreich.

19 Von der Aorta zweigen sich zahllose einzelne Arterien ab, die
   alle Organe des Menschen mit Blut versorgen.

20 In den Kapillaren wird der Sauerstoff abgegeben. Jedes einzelne Organ enthält ein ganzes Netzwerk von Kapillaren.

21 Ja. In den Kapillaren eines Organs nimmt das Blut die Abfallprodukte des Zellstoffwechsels auf. Das Blut wird z.B. mit
   Kohlendioxid (CO_2) beladen.

22 Venen.

23 Die Arterien des Körperkreislaufes enthalten sauerstoffreiches Blut.

24 Die Venen des Körperkreislaufes enthalten sauerstoffarmes
   Blut.

25 Der große Kreislauf endet im rechten Vorhof.

26 In den kleinen Kreislauf ist als zentrales Organ die Lunge
   eingeschaltet.

27 Im rechten Vorhof ist das Blut sauerstoffarm. Noch einmal
   zur Erinnerung: Der Sauerstoff ist in den Kapillaren der
   Organe abgegeben worden. Das sauerstoffarme Blut hat sich
   dann in den Venen des Körperkreislaufes gesammelt und ist
   zum rechten Vorhof geströmt.

28 Rechte Herzkammer.

29 Der Lungenkreislauf beginnt mit der rechten Herzkammer.

30 Nach Kontraktion der rechten Kammer gelangt das Blut in eine
   Arterie. Begründung: Das Blut strömt vom Herzen weg.

31 Lungenarterie.

32 Die Lungenarterie führt sauerstoffarmes Blut.

33 Die Lungenarterie führt kohlendioxidreiches Blut. Beachten
   Sie noch einmal: Ob ein Gefäß Arterie oder Vene heißt, hängt
   nicht vom Sauerstoff- oder Kohlendioxidgehalt ab!

34 Das Kohlendioxid wird in den Lungenkapillaren aus dem Blut abgegeben. Mit der Ausatemluft wird dann das Kohlendioxid (CO_2) aus dem Organismus entfernt.

35 Neben der CO_2-Abgabe findet in den Lungenkapillaren auch die Sauerstoff-(O_2-)Aufnahme statt.

36 Lungenvenen.

37 Sauerstoffreich.

38 Kohlendioxidarm.

39 Die Lungenvenen münden in den linken Vorhof.

40 Linke Kammer.

41 Das Blut im linken Vorhof ist sauerstoffreich und kohlendioxidarm. Begründung: Der Sauerstoff (O_2) wurde in den Lungenkapillaren aufgenommen und das CO_2 abgegeben.

42 Linker Vorhof.

43 Die Sauerstoffabgabe findet in den Kapillaren des Körperkreislaufes statt.

44 Lungenkapillaren.

2 Aufbau des Herzens

1 Das Herz ist etwa so groß wie die geballte Faust seines Trägers.

2 Ca. 300 g.

3 Das Herz besteht aus linkem und rechtem Vorhof sowie aus linker und rechter Kammer.

4 Ventrikel.

5 Vorhof.

6 Nach der Geburt ist die rechte Herzhälfte vollständig von der linken getrennt. Die Trennung erfolgt durch die Herzscheidewand.

7 Septum.

8 Die Ventrikel besitzen weit mehr Muskelmasse als die Atrien. Dies wird durch die unterschiedliche Funktion verständlich: Die Atrien transportieren das Blut nur bis zum unmittelbar benachbarten Ventrikel.

9 Die Atrien haben im Prinzip zwei Funktionen: Sie sammeln das
  Blut, das von den Venen des Körper- bzw. Lungenkreislaufes
  zum Herzen gelangt; dieses Blut transportieren die Atrien
  dann weiter zu den Ventrikeln.

10 Linker Ventrikel.

11 Der linke Ventrikel treibt das Blut durch den Körperkreislauf
   (großer Kreislauf). Hierfür ist wesentlich mehr Arbeit erforderlich als für die Pumparbeit, die der rechte Ventrikel zur
   Versorgung des Lungenkreislaufes (kleiner Kreislauf) aufwenden
   muß.

12 Endokard, Myokard, Epikard.

13 Epithelgewebe.

14 Muskelgewebe, genauer gesagt: Herzmuskelgewebe.

15 Das Epikard ist die äußere Herzhaut. In das Epikard eingebettet sind die Blutgefäße, die das Herz versorgen.

16 Herzkrankgefäße.

17 Koronargefäße.

18 Der Herzinfarkt ist Folge eines Verschlusses einer Koronararterie. Bei Verschluß einer Koronararterie stirbt das Myo-
   kardgewebe, das von dieser Arterie ernährt wird, ab.

19 Der Herzbeutel ist eine äußere Hülle, die das gesamte Herz
   umgibt. Das Herz ist im Herzbeutel eingebettet. Zwischen dem
   Herzbeutel und dem Epikard befindet sich ein schmaler Flüssigkeitsfilm, in dem das Herz bei seinen Kontraktionen gleitet.

20 Perikard.

21 Die Herzspitze tastet man im fünften Zwischenraum (Inter-
   kostalraum) links in der Medioklavikularlinie. (Die Medioklavikularlinie ist eine Senkrechte, die durch die Mitte
   des Schlüsselbeines gezogen wird).

22 Aorta.

23 Rechter Ventrikel.

24 Rechtes Atrium.

25 Obere Hohlvene und untere Hohlvene (V. cava superior und
   V. cava inferior)

26 Die 4 Lungenvenen (Vv. pulmonales) münden in den linken
   Vorhof.

27 Unter Herzhypertrophie versteht man die Zunahme der Herzmuskulatur. Zur Herzhypertrophie kommt es bei dauernder Mehr-
   arbeit des Herzens.

3 Herzklappen

1 Zwischen linkem Ventrikel und linkem Vorhof befindet sich
eine Herzklappe. Diese Herzklappe ist während der Kontraktion des linken Ventrikels geschlossen. Dadurch wird der
Rückstrom des Blutes in das linke Atrium verhindert.

2 Die Herzklappen regulieren die Richtung des Blutstromes.

3 Vier.

4 Zweizipfelige Segelklappe, dreizipfelige Segelklappe, Aortenklappe und Pulmonalklappe.

5 Mitralklappe (Mitralis), seltener auch: Bikuspidalklappe.

6 Die Mitralis befindet sich zwischen linkem Atrium und linkem
Ventrikel.

7 Dreizipfelige Segelklappe.

8 Trikuspidalklappe (Trikuspidalis).

9 Die Trikuspidalklappe ist bei der Kontraktion des rechten
Ventrikels geschlossen. Dadurch wird erreicht, daß das Blut
ausschließlich in die Lungenschlagader (Pulmonalarterie)
fließt und nicht in das rechte Atrium zurückströmt.

10 Segelklappen.

11 Atrioventrikularklappe.

12 Die Pulmonalklappe ist zwischen rechtem Ventrikel und der Pulmonalarterie (Lungenschlagader) lokalisiert.

13 Die Pulmonalklappe ist während der Kontraktion des rechten
Ventrikels geöffnet. Nachdem das Blut aus dem rechten Ventrikel in die A. pulmonalis geströmt ist, schließt sich die
Pulmonalklappe. Dadurch wird ein Rückstrom des Blutes in
den rechten Ventrikel während dessen Ruhepause verhindert.

14 Aortenklappe.

15 Taschenklappen.

16 Die Segelklappen (Atrioventrikularklappen) befinden sich
zwischen den Vorhöfen (Atrien) und den Kammern (Ventrikel).

17 Taschenklappen.

18 Systole.

19 Die Diastole ist die Ruhe- und Entspannungsphase des Herzens.

20 Die Segelklappen sind während der Systole geschlossen. Dadurch wird ein Zurückströmen des Blutes in die Vorhöfe verhindert.

21 Würde man sagen, die Taschenklappen sind während der Systole geöffnet, so wäre dies nicht ganz korrekt. Während des ersten Teiles der Systole (sog. Anspannungszeit) sind die Taschenklappen nämlich geschlossen. In dieser Zeit baut sich der Druck im Herzen auf. Erreicht dieser Druck eine bestimmte Höhe, so werden die Taschenklappen geöffnet und das Blut kann in die Aorta und A. pulmonalis ausströmen (Austreibungsphase).

22 Geschlossen. Dadurch wird ein Zurückströmen des Blutes in die Ventrikel verhindert.

23 Im 1. Teil der Diastole (Entspannungszeit) sind die Segelklappen geschlossen. Wenn die Vorhöfe sich kontrahieren, öffnen sich die Segelklappen und die Ventrikel werden mit dem Blut aus den Vorhöfen gefüllt (Füllungszeit).

24 Unter einer Klappenstenose versteht man eine zu enge Herzklappe. Das heißt, bei der Öffnung einer stenosierten Herzklappe muß das Blut durch eine engere Öffnung als normal gepreßt werden. Dies bedeutet für das Herz eine Mehrbelastung.

25 "Aortenstenose" bedeutet, daß die Aortenklappe sich nicht vollständig öffnet. Damit eine genügende Blutmenge in die Aorta fließen kann, muß der linke Ventrikel einen höheren Druck aufbringen. Dadurch kommt es zu einer Hypertrophie des linken Ventrikels.

26 Bei der Herzklappeninsuffizienz schließt die betroffene Herzklappe nicht dicht. Ein Teil des Blutes strömt durch die undichte Klappe zurück.

4 Erregungsleitungssystem des Herzens

1 Reizleitungssystem.

2 Die Aufgabe des Reizleitungssystems besteht darin, einen elektrischen Impuls zu bilden und zu jeder einzelnen Herzmuskelfaser weiterzuleiten. Hierdurch ist das Herz bis zu einem gewissen Grad unabhängig vom Nervensystem.

3 Nein. Das Reizleitungssystem besteht aus spezifisch umgewandelten Herzmuskelfasern. Diese spezifisch umgewandelten Herzmuskelfasern leiten die Erregung wesentlich schneller als das normale Arbeitsmyokard.

4 Sinusknoten, AV-Knoten, His-Bündel, rechter und linker
  Tawara-Schenkel und die Purkinje-Fasern.

5 Der Sinusknoten befindet sich am rechten Atrium in der Nähe
  der Einmündungsstelle der oberen Hohlvene (V. cava superior).

6 Der Sinusknoten ist normalerweise der "Schrittmacher" der Erregung. Prinzipiell kann in jedem Teil des Reizleitungssystems die Erregung gebildet werden. Im Normalfall findet die
  Erregungsbildung jedoch im Sinusknoten statt.

7 Die vom Sinusknoten ausgehende Erregung gelangt über die Muskulatur der Vorhöfe zum AV-Knoten.

8 Im AV-Knoten wird die Erregung verzögert, bevor sie an das
  His-Bündel weitergeleitet wird.

9 Die Abkürzung AV-Knoten bedeutet Atrioventrikularknoten. Die
  Bezeichnung Atrioventrikularknoten stammt von der Lage des
  AV-Knotens zwischen Atrium und Ventrikel.

10 Die Erregung läuft vom Sinusknoten über die Muskulatur der
   Vorhöfe zum AV-Knoten. Dadurch kommt es zur Kontraktion der
   Vorhöfe. Die Segelklappen (Mitral- und Trikuspidalklappe)
   sind geöffnet und das Blut kann von den Vorhöfen in die
   Ventrikel strömen. Würde die Erregung nun unverzögert auf
   die Ventrikel weitergeleitet, so käme es noch während der
   Füllung der Ventrikel zur Kontraktion. Die pro Herzschlag
   ausgeworfene Blutmenge würde dadurch geringer.

11 Vom AV-Knoten gelangt die Erregung zum His-Bündel, von dort
   auf die beiden Tawara-Schenkel und auf die Purkinje-Fasern.
   Die Purkinje-Fasern leiten die Erregung dann weiter zu den
   Muskelfasern des Arbeitsmyokards.

12 Ja. Durch das Erregungsleitungssystem hat das Herz eine gewisse Autonomie gegenüber dem übrigen Organismus.

13 Ca. 60-80 Schläge/min.

14 Körperliche Anstrengung, Fieber, Streß usw.

15 Vegetative (autonome) Herznerven steuern die Geschwindigkeit
   des Herzschlages.

16 Sympathikus.

17 Parasympathikus.

18 N. vagus (X. Hirnnerv).

5 EKG

1 Elektrokardiogramm.

2 Bei der Auswertung des EKG ist es möglich, den Erregungsab-
  lauf im Reizleitungssystem und den Zustand der Herzmuskulatur zu beurteilen. Bitte beachten Sie: Es ist nicht möglich,
  mit Hilfe des EKG Klappenfehler zu erkennen und zu beurteilen!

3 Elektrische Spannung. (Die Einheit der elektrischen Spannung
  ist 1 Volt (V)).

4 Die elektrische Spannung, die in einem EKG registriert wird,
  liegt in der Größenordnung von 1/1000 Volt (V) (oder 1 Millivolt, mV).

5 220 Volt (V).

6 Im Sinusknoten entsteht die elektrische Spannung. Sie wird
  dann mittels des Reizleitungssystems auf das gesamte Myokard
  übertragen. Da der Organismus jedoch - physikalisch gesehen -
  aus vielen "leitenden Materialien" besteht, wird diese Spannung auch im übrigen Organismus fortgeleitet.

7 Die im Sinusknoten entstandene und im gesamten Organismus
  fortgeleitete Spannung kann im Prinzip an jeder beliebigen
  Stelle des Organismus gemessen (abgeleitet) werden. Als besonders praktisch hat es sich jedoch erwiesen, die Spannung
  an Armen und Beinen zu messen. Ein solches EKG, bei dem die
  Elektroden an Armen und Beinen befestigt werden, nennt man
  Extremitäten-EKG.

8 Rot, gelb, grün und schwarz.

9 Rote Elektrode an den rechten Arm; gelbe Elektrode - linker
  Arm; grüne Elektrode - linkes Bein; schwarze Elektrode (neu-
  trale Elektrode) - rechtes Bein.

10 Die Zacken und Wellen des EKG werden fortlaufend mit den
   großen Buchstaben P, Q, R, S, T bezeichnet. So trägt z.B.
   die letzte Welle im EKG die Bezeichnung "T".

11 P-Welle.

12 Die P-Welle entspricht dem Zustand der Vorhoferregung.

13 Die Erregungsausbreitung in den Ventrikeln entspricht den
   Zacken Q, R und S. Da diese 3 Zacken Ausdruck eines ein-
   heitlichen Geschehens sind - nämlich der Ausbreitung der
   Erregung in den Ventrikeln -, spricht man häufig vom Q-R-S-
   Komplex.

14 Die T-Welle entspricht der Erregungsrückbildung in den
   Kammern.

15 Die P-Q-Zeit, oder auch Überleitungszeit genannt, dauert vom
   Anfang der P-Welle bis zum Anfang der Q-Zacke. Die Überlei-
   tungszeit ist jene Zeit, die die Erregung benötigt, um von
   den Vorhöfen über den AV-Knoten zum His-Bündel zu gelangen.
   Es sei noch einmal daran erinnert, daß die Erregung im AV-
   Knoten verzögert wird.

16 Bei Vorhofflimmern fehlen im EKG die P-Wellen. (Die P-Welle
   ist Ausdruck der Erregung der Vorhöfe).

17 Extrasystole.

18 Tachykardie.

19 Unter Bradykardie versteht man eine deutliche Verlangsamung
   der normalen Pulsfrequenz.

6 Blutdruck und Windkesselfunktion

1 Arterieller Blutdruck.

2 2 Werte. Einen oberen Wert (Maximalwert) und einen unteren
  Wert (Minimalwert).

3 Systolischer Blutdruck.

4 Die Bezeichnung systolischer Blutdruck kommt dadurch zustande, daß der Maximalwert während der Systole des Herzens gemessen wird.

5 Diastolischer Blutdruck. Er wird während der Diastole des Herzens gemessen.

6 Ein diastolischer Blutdruck von 70 mmHg bedeutet, daß in der
  Armschlagader während der Diastole des Herzens ein Druck von
  70 mmHg herrscht. Dabei ist beachtenswert, daß der Druck im
  Herzen während der Diastole nahezu Null ist.

7 Um den linken oder rechten Oberarm wird eine aufblasbare Manschette gewickelt, dann wird die Manschette auf einen bestimmten Druck aufgepumpt. Der Manschettendruck wird nun langsam
  und kontinuierlich abgelassen. Gleichzeitig wird ein Hörrohr
  auf die Ellenbeuge aufgesetzt. Beim erstmaligen Auftreten
  eines Gefäßgeräusches zeigt das Manometer der Manschette den
  systolischen Blutdruck an. Verschwindet das Gefäßgeräusch bei
  weiterem Vermindern des Manschettendruckes, so zeigt das Manometer in diesem Augenblick den diastolischen Blutdruck an.

8 Oberarmschlagader (A. brachialis).

9 Systolisch 140 mmHg und diastolisch 90 mmHg.

10 Bei Blutdruckwerten über 160 mmHg systolisch und 100 mmHg diastolisch.

11 Die Werte werden als Grenzwerte bezeichnet, weil sie weder
   als sicher gesund noch als sicher krankhaft klassifiziert
   werden können. In solchen Fällen ist eine häufige Blutdruck-
   kontrolle erforderlich.

12 Hypertonus.

13 Adrenalin und Noradrenalin.

14 Angst, Flucht, Freude, Streß, Kampf usw.

15 Hypotonie.

16 Die Arterien sind keine starren Rohre. Während der Systole
   des Herzens dehnen sich die herznahen Arterien aus und spei-
   chern damit einen Teil des Blutes. Während der Diastole
   sinkt der Blutdruck im Herzen auf fast Null ab. Die Dehnung
   der Arterienwände wird nun rückgängig gemacht und das gespei-
   cherte Blut fließt in den Arterien während der Diastole weiter. Die Elastizität der Arterie sorgt dafür, daß während
   der Diastole des Herzens ein Druck in den Arterien erhalten
   bleibt.

17 Windkesselfunktion.

18 Durch die Windkesselfunktion der Arterien wird der rhythmische Blutstrom des Herzens in einen kontinuierlichen Blutstrom umgewandelt.

19 Das Herzminutenvolumen ist das pro Minute vom Herzen ausgeworfene Blutvolumen.

20 Ca. 5 l.

21 Das HMV setzt sich zusammen aus Volumen pro einzelnem Herzschlag (Vs) mal Herzfrequenz. HMV = Vs · Frequenz.

22 Der Ausdauersportler hat ein größeres Herz und damit ein
   größeres Schlagvolumen als der Nichtsportler. Da das Schlagvolumen größer ist, benötigt der Ausdauersportler eine geringere Herzfrequenz als der Nichtsportler, um das gleiche
   HMV zu erreichen.

7 Arterien

 1 Eine Arterie ist ein Blutgefäß, das das Blut vom Herzen weg
   transportiert.

2 Arterielles Blut ist hellrot, sauerstoffreich und kohlen-
   dioxid-(CO_2-)arm. Arterielles Blut ist eine Eigenschaft des
   Blutes. Dies hat nichts mit dem Gefäß zu tun, in dem das
   Blut fließt.

3 Lungenvenen.

4 Venöses Blut ist dunkelrot, sauerstoffarm und kohlendioxid-
   reich.

5 Lungenarterie (A. pulmonalis).

6 Intima, Media und Adventitia.

7 Epithelgewebe. Das Epithelgewebe der Blutgefäße wird auch
   Endothel genannt.

8 Für die Windkesselfunktion der großen Arterien ist das Vorhandensein der elastischen Fasern von entscheidendenr Bedeutung. Hierdurch wird die rhythmische Blutströmung in eine kon-
   tinuierliche Strömung umgewandelt.

9 Die einzelnen Organe müssen je nach ihrem Funktionszustand
   unterschiedlich durchblutet werden. So braucht der Magen z.B.
   nach dem Essen wesentlich mehr Blut als im Nüchternzustand.
   Mit Hilfe der glatten Muskelfasern wird die Weite der Arterie
   verstellt. Dadurch werden die einzelnen Organe je nach ihrem
   Blutbedarf mit Blut versorgt.

10 Die Blutgefäße in der Adventitia dienen der Ernährung der
   Gefäßwand. Nur die Intima kann aus dem Blut, das in der Arterie strömt, ernährt werden.

11 Aorta.

12 Linker Ventrikel.

13 Die Aorta zweigt sich im Bauchraum in die rechte und linke
   gemeinsame Beckenschlagader auf (A. iliaca communis).

14 Die Herzkranzarterien (Koronararterien).

15 Die Koronararterien versorgen die Herzmuskulatur (Myokard).

16 Truncus brachiocephalicus.

17 Gemeinsamer Stamm für Halsschlagader und Unterschlüsselbein-
   schlagader.

18 Die rechte Hals- und Kopfseite sowie der rechte Arm.

19 Der Truncus brachiocephalicus teilt sich auf in die rechte
   gemeinsame Halsschlagader (A. carotis communis) und die Un-
   terschlüsselbeinschlagader (A. subclavia) rechts.

20 Rechter Arm.

21 A. carotis interna.

22 Die rechte Hals- und Gesichtshälfte.

23 Linke A. carotis communis (gemeinsame Halsschlagader) und
   linke A. subclavia.

24 In die A. carotis interna und die A. carotis externa.

25 A. subclavia links.

26 Aorta - A. carotis communis - A. carotis interna.

27 Aorta - Truncus brachiocephalicus - A. carotis communis -
   A. carotis interna.

28 Truncus brachiocephalicus.

29 Leber, Milz, Bauchspeicheldrüse, Magen, Dünndarm, Dickdarm,
   Niere

30 Niere.

31 Nierenarterie (A. renalis).

32 Nein. Die Arterie für die genannten Organe sind - wie die
   Organe selbst - unpaar.

33 Truncus coeliacus. (Ein deutscher Name ist nicht gebräuchlich).

34 Obere Mesenterialarterie und untere Mesenterialarterie.

35 Beinschlagader (A. femoralis).

36 Die A. femoralis verläuft unter dem Leistenband (Lig. inguinale).

37 Die Aorta zweigt sich im Bauchraum in die rechte und linke
   gemeinsame Beckenschlagader (A. iliaca communis) auf. Die
   A. iliaca communis setzt sich im Becken fort als A. iliaca
   externa. Unterhalb des Leistenbandes heißt die A. iliaca
   externa dann A. femoralis.

38 An der A. radialis am Handgelenk.

39 Ja, sogar an mehreren Stellen. Am einfachsten tastet man jedoch den Puls unterhalb des Leistenbandes an der A. femoralis.

40 Im Bereich des Halses kann man über der gemeinsamen Halsschlagader den Puls fühlen.

41 Die A. carotis communis gabelt sich in die A. carotis interna und die A. carotis externa. In der Teilungsstelle
   der Karotis (sog. Karotisgabel) befindet sich ein Regula-
   tionszentrum für die Herzfrequenz. Dies kann bei empfind-
   lichen Patienten zum Herzstillstand führen.

42 Im Schockzustand und bei Verdacht auf Herzstillstand. In diesen Situationen kann der Puls der A. radialis nicht mehr getastet werden.

8 Venen

1 Ein Blutgefäß, welches das Blut zum Herzen hin transportiert.

2 Venöses Blut ist dunkelrot, sauerstoffarm und CO_2-reich.

3 Lungenarterie (A. pulmonalis).

4 Lungenvenen.

5 Die Wand einer Arterie ist wesentlich dicker als die Wand einer Vene.

6 Rechter Vorhof (rechtes Atrium).

7 Zwei.

8 Obere Hohlvene und untere Hohlvene.

9 Obere Hohlvene (V. cava superior), untere Hohlvene (V. cava inferior)

10 Die V. cava superior sammelt das Blut aus der oberen Körperhälfte und führt es zum rechten Atrium.

11 V. cava inferior (untere Hohlvene).

12 Pfortader (V. portae).

13 Nein. Die Pfortader ist eine Vene des Körperkreislaufes und enthält somit sauerstoffreiches Blut. Das Blut in der V. portae ist jedoch sehr nährstoffreich, weil es die vom Darm aufgenommenen Nahrungsbestandteile enthält.

14 Von einer Pfortader oder einem Pfortadersystem spricht man, wenn 2 Kapillarsysteme über eine Vene hintereinandergeschaltet sind.

15 Das 1. Kapillarsystem sind die Kapillaren des Darmes. Das Blut des Darmes wird in der Pfortader gesammelt und zur Leber transportiert. In der Leber befindet sich das 2. Kapillarsystem.

16 Für den Transport des Blutes in den Venen sind 3 Faktoren wesentlich: 1. Fortgeleitete Pulsationen der Arterien, 2. Übertragung der Muskelbewegungen auf die Venen, 3. Unterdruck im Thorax mit Sog auf die thoraxnahen Venen.

17 Die meisten Venen liegen unmittelbar neben Arterien.

18 Bei bettlägerigen Patienten wird häufig die Skelettmuskulatur zu wenig betätigt. Bettlägerige Patienten sollten daher
oft und frühzeitig zum Bewegen der Beine angehalten werden.

19 Thrombose.

20 Bei einer Embolie wird ein Blutgerinnsel losgerissen und in
ein Organ fortgeschwemmt. So kann z.B. eine Thrombose in
einer tiefen Beinvene in die Lunge fortgeschwemmt werden.

21 V. saphena magna und V. saphena parva.

22 Sie verläuft vom Innenknöchel an der Innenseite der Wade und
des Oberschenkels vorbei, um dann etwas kaudal des Leistenbandes in die V. femoralis zu münden.

23 Vom Außenknöchel an der Außenseite der Wade, um in der Knieregion in die tiefe Beinvene einzumünden.

24 Varizen sind wandschwache, erweiterte und geschlängelte Venen
(Krampfadern).

25 V. saphena magna und V. saphena parva.

26 In den Venen der unteren Körperhälfte befinden sich Klappen,
die das Blut nur in Richtung auf das Herz passieren lassen.
Bei Varizen schließen die Venenklappen nicht mehr dicht.

27 Durch den Unterdruck kann Luft angesogen werden und es zur
Luftembolie kommen.

9 Fetaler Kreislauf

1 Beim Fetus findet der Gasaustausch in der Plazenta (Mutterkuchen) statt.

2 Nabelvene. Beachten Sie bitte: Die Nabelvene transportiert
das sauerstoffreiche Blut aus der Plazenta zum Herzen des
Fetus. Für die Bezeichnung Vene ist die Richtung des Blutstromes zum Herzen hin maßgebend. Die Nabelvene ist genau
wie die Lungenvenen ein Beispiel für eine Vene, die sauerstoffreiches Blut enthält.

3 Nabelschnur.

4 Ductus venosus. Noch einmal zum besseren Verständnis: Von
der Plazenta zieht die Nabelvene in der Nabelschnur zum
Fetus. Im Fetus verläuft die Nabelvene in einer Furche der
Leber. Über eine Umgehung – den Ductus venosus– gelangt das

sauerstoffreiche Blut direkt in die V. cava inferior. Das
Blut der Nabelvene hat den Sauerstoff und die Nährstoffe in
der Plazenta - und damit unmittelbar aus dem mütterlichen
Kreislauf - aufgenommen.

5 Rechtes Atrium.

6 Das sauerstoffreiche Blut aus der unteren Hohlvene gelangt
in den linken Vorhof. Die V. cava inferior mündet zwar im
rechten Vorhof, es wird jedoch sogleich über eine Leiste
in den linken Vorhof transportiert.

7 Ovales Loch (Foramen ovale).

8 In den linken Ventrikel.

9 In die Aorta.

10 Das Blut im linken Ventrikel ist beim Fetus sauerstoffreich.
Begründung: Das sauerstoffreiche Blut gelangt von der Nabelvene über den Ductus venosus in die untere Hohlvene. Die untere Hohlvene mündet zwar im rechten Atrium, ihr Blut wird
jedoch über eine Leiste durch das Foramen ovale in den linken Vorhof transportiert. Bei Kontraktion des linken Vorhofes
gelangt das sauerstoffreiche Blut in den linken Ventrikel.

11 Aus dem Anfangsteil der Aorta entspringen die Herzkranzarterien, aus dem Aortenbogen entspringt der Truncus brachiocephalicus, die linke A. carotis communis und die linke
A. subclavia.

12 Von diesen Gefäßen wird das Herz, der Kopf und die obere Extremität versorgt.

13 Obere Hohlvene (V. cava superior).

14 Rechtes Atrium (wie auch nach der Geburt).

15 Das Blut im rechten Atrium ist beim Fetus sauerstoffarm. Beachten Sie bitte: Dem rechten Atrium wird über die obere
Hohlvene sauerstoffarmes Blut zugeführt. Das sauerstoffreiche Blut aus der unteren Hohlvene benutzt eine Leiste im
rechten Vorhof lediglich, um durch das Foramen ovale in den
linken Vorhof zu gelangen. Eine Vermischung des sauerstoff-
armen Blutes aus der oberen Hohlvene und des sauerstoffreichen Blutes aus der unteren Hohlvene findet nicht statt!

16 In den rechten Ventrikel.

17 In den gemeinsamen Stamm der Lungenarterien (Truncus pulmonalis) (wie auch nach der Geburt).

18 Beim Fetus befindet sich zwischen der Lungenschlagader und
dem distalen Aortenbogen ein Gefäß. Durch dieses Gefäß strömt
das Blut von der Lungenschlagader in den distalen Aortenbogen.

19 Ductus arteriosus (Ductus Botalli). Noch einmal zur Erinnerung: Der Ductus venosus ist eine Verbindung zwischen der
   Nabelvene und der unteren Hohlvene; der Ductus arteriosus
   ist eine Verbindung zwischen Truncus pulmonalis und Aorta.
   Beide Verbindungen schließen sich nach der Geburt.

20 Nein. Die Einmündungsstelle des Ductus Botalli befindet sich
   distal des Abganges der 3 großen Arterien des Aortenbogens.

21 Das Blut in der Bauchaorta hat einen mittleren Sauerstoffgehalt. Begründung: Das Blut in der Bauchaorta ist ein "Misch-
   blut". Es enthält sauerstoffreiches Blut, welches aus dem
   Anfangsteil der Aorta stammt und nicht in die obere Körperhälfte abgeflossen ist. Es enthält sauerstoffarmes Blut, das
   durch den Ductus Botalli in die Aorta gelangt ist.

22 Nabelarterien.

23 Nabelschnur. Die Nabelschnur enthält also 1 Nabelvene und
   2 Nabelarterien.

V Blut

1 Allgemeine Blutlehre

1 5-6 1 (oder 8% des Körpergewichtes).

2 Das Blut ist aus den Blutkörperchen und dem Blutplasma zusammengesetzt.

3 Der Hämatokrit (HK) ist der prozentuale Anteil der Blutkörperchen am Gesamtvolumen des Blutes.

4 HK = 45%.

5 Hellrot.

6 Transportfunktionen, Abwehrfunktionen und Eigenfunktionen.

7 Sauerstoff (O_2) und Kohlendioxid (CO_2).

8 Dunkelrot.

9 Die im Verdauungstrakt aufgenommenen Nährstoffe werden vom
Blut zu den Zellen transportiert. In den Zellen werden die
Nährstoffe mit dem Sauerstoff chemisch umgesetzt. Bei die-
sem Vorgang entsteht Energie.

10 Endokrine Drüsen geben das Hormon direkt an das Blut ab. Im
Blut werden die Hormone zu ihrem Wirkungsort transportiert.

11 Viele Abbauprodukte werden durch die Nieren aus dem Körper
ausgeschieden. Das Blut transportiert die Abfallprodukte
(z.B. Harnstoff), die beim Zellstoffwechsel enstehen, zu
den Nieren.

12 Blutplasma oder auch einfach Plasma.

13 Blutserum ist Blutplasma ohne den Eiweißstoff Fibrinogen.

14 Das Blutplasma besteht überwiegend aus Wasser (90%). Im
Plasma gelöst sind Salze, Eiweiße, Nährstoffe und Abfallprodukte des Zellstoffwechsels.

15 Natriumchlorid NaCl (Kochsalz), Kaliumchlorid, Kalziumphos-
phat.

16 7 g.

17 Die Eiweißsubstanzen des Blutes werden aufgeteilt in Albumine
und Globuline. Dabei werden die Globuline noch einmal in 3 Untergruppen Alphaglobulin, Betaglobulin und Gammaglobulin aufgeteilt.

18 Sehr fetthaltiges Plasma ist milchig trüb.

19 Der pH-Wert ist der negative Logarithmus der Wasserstoffionen-
konzentration. So lautet jedenfalls die korrekte Formulierung.
Diesen Satz kann man jedoch nur mit einer gewissen naturwis-
senschaftlichen Vorbildung verstehen. Einfach erklärt: der
pH-Wert ist eine Meßzahl, die den Säure- oder Basengehalt in
einer Flüssigkeit beschreibt. Bei einem pH-Wert 7 ist der
Säure- und Basengehalt genau ausgeglichen. Je weiter der
pH-Wert unter 7 ist, desto saurer ist die Flüssigkeit. Je
weiter der pH-Wert über 7 ist, desto alkalischer (basischer)
ist die Flüssigkeit.

20 Ca. 7,36.

21 Pufferung.

2 Blutkörperchen

1 Rote Blutkörperchen, weiße Blutkörperchen und Blutplättchen.

2 Erythrozyten.

3 Beim Mann 5 Millionen/mm^3 und bei der Frau 4,5 Millionen/mm^3.

4 Die Frau erleidet durch die Regelblutung (Menstruation) etwa
alle 4 Wochen einen Blutverlust, der nicht durch die Blut-
neubildung vollständig ersetzt wird.

5 Die Erythrozyten transportieren den Sauerstoff (O_2).

6 Hämoglobin (Hb).

7 Unter Hb-Wert wird der Hämoglobingehalt des Blutes pro 100 ml
Blut verstanden.

8 Mann: 16 g/100 ml; Frau: 14,5 g/100 ml.

9 Eisen (Fe).

10 Das Eisenatom ist die eigentliche Bindungsstelle des Sauerstoffs an das Hämoglobin.

11 Die Erythrozyten werden im roten Knochenmark produziert. Rotes Knochenmark befindet sich in den platten Knochen und in
den Epiphysen der Röhrenknochen.

12 In jenem Lebensabschnitt, in dem das Blut zum ersten Mal entsteht. Dies ist die Fetalzeit.

13 Erythrozyten werden beim Fetus im roten Knochenmark sowie in Leber und Milz produziert.

14 120 Tage.

15 Die überalterten Erythrozyten werden in der Milz (hauptsächlich) und der Leber abgebaut.

16 Dieses Hämoglobin wird auf dem Blutweg zur Leber transportiert. In der Leber wird das Hämoglobin zu Bilirubin umgewandelt. Das Bilirubin wird mit der Galle in den Darm ausgeschieden.

17 Ca. 7,6 Tausendstel Millimeter (oder 7,6 μm).

18 Der Erythrozyt hat keinen Zellkern. Die Erythrozyten entstehen jedoch aus kernhaltigen Vorstufen.

19 Blutplättchen (Thrombozyten).

20 Brustbein (Sternum) und Beckenkamm.

21 Retikulozyten.

22 Das Eisen (Fe) des Hämoglobins muß mit der Nahrung zugeführt werden.

23 Vitamin B_{12}.

24 Das Vitamin B_{12} stammt, wie alle Vitamine, aus der Nahrung. Vitamin B_{12} ist enthalten in Leber, Milch und Eiern.

25 Nein. Damit das Vitamin B_{12} im Magen- und Darmtrakt resorbiert (d.h. ins Blut aufgenommen) werden kann, muß in der Schleimhaut des Magens der sog. "Intrinsic factor" produziert werden. Nur der Komplex Vitamin B_{12} + "Intrinsic factor" wird resorbiert.

26 Perniziöse Anämie oder auch Perniziosa. Zur perniziösen Anämie kann es z.B. bei chronischen Magenerkrankungen kommen, bei denen die Magenschleimhaut nicht mehr in der Lage ist, den "Intrinsic factor" zu bilden.

27 Oxyhämoglobin.

28 Das Oxyhämoglobin ist für die hellrote Farbe des arteriellen Blutes verantwortlich.

29 Leukozyten.

30 Granulozyten, Lymphozyten, Monozyten.

31 Ca. 6000 - 8000/mm^3.

32 Neutrophile Granulozyten, eosinophile Granulozyten, basophile
   Granulozyten.

33 Bei einem Differentialblutbild werden die prozentualen Antei-
   le der einzelnen Leukozytenuntergruppen angegeben. Als Bei-
   spiel für ein normales Differentialblutbild sei angeführt:
   Neutrophile Granulozyten: 63%,
   Eosinophile Granulozyten: 1%,
   Basophile Granulozyten: .1%,
   Lymphozyten: 30%,
   Monozyten: 5%.

34 Die neutrophilen Granulozyten steigen insbesondere bei akuten
   bakteriellen Infektionen an.

35 Die eosinophilen Granulozyten findet man vermehrt bei allergischen Erkrankungen und bei Parasitenbefall.

36 Die neutrophilen Granulozyten können Bakterien phagozytieren
   ("auffressen"). Ein Bakterium, das von einem neutrophilen
   Granulozyten phagozytiert worden ist, stirbt ab. Es stirbt
   jedoch auch der Granulozyt ab. So entsteht Eiter.

37 Die Lymphozyten sind an der Bildung von Antikörpern beteiligt.

38 Die Lymphozyten bestehen fast ausschließlich aus Zellkern.

39 Thrombozyten.

40 100 000 - 300 000/mm^3.

41 Die Produktionsstätte der Thrombozyten ist das rote Knochenmark.

42 Kommt es zu einer Verletzung eines Blutgefäßes, so dichten
   die Thrombozyten das Leck zunächst provisorisch ab.

43 Ein schwerer Mangel an Thrombozyten führt zur Verblutung.
   Auch kleinere Gefäßlecks können in dieser Situation nicht
   mehr abgedichtet werden.

3 Blutgruppen

1 Bei einer Bluttransfusion von Tier auf Mensch kommt es
   zwangsläufig zu einem schweren Transfusionszwischenfall,
   der für den Empfänger tödlich endet. Die Fremdeiweiße,
   die mit dem Tierblut in die Blutbahn des Menschen gelangen,
   führen hier zu einer Zusammenballung der Blutkörperchen.

2 Antigene.

3 Ja. Jeder Mensch hat seine eigenen speziellen Eiweiße. Alle anderen Eiweiße sind Antigene.

4 Eingedrungene Antigene führen im Organismus zur Produktion von Antikörpern.

5 Eiweiße.

6 Die Antikörper vernichten die in den Organismus eingedrungenen Fremdeiweiße (Antigene).

7 A, B, AB und O.

8 Landsteiner.

9 Die Blutgruppe B enthält auf der Erythrozytenmembran das Antigen "B". Im Plasma der Blutgruppe B ist der Antikörper Anti-A vorhanden.

10 Die Blutgruppe AB enthält auf der Erythrozytenmembran die Antigene A und B.

11 Im Plasma der Blutgruppe AB findet man keinen Antkörper gegen ein Antigen des ABO-Systems. (Hätte die Blutgruppe AB z.B. im Plasma den Antikörper Anti-A, so würde dies zur Zerstörung der eigenen Erythrozyten führen).

12 Die Blutgruppe O hat auf der Erythrozytenmembran kein Antigen im ABO-System.

13 Die Blutgruppe O enthält die Antikörper (im Plasma) Anti-A und Anti-B.

14 Bei einer Bluttransfusion darf nur blutgruppengleiches Blut transfundiert werden.

15 Mit der Blutgruppe B (Spender) gelangt das Antigen B in den Organismus eines Menschen, der in seinem Plasma den Antikörper Anti-B enthält. Dies führt zu einer Zusammenballung der Spendererythrozyten.

16 Agglutination.

17 Kreuzprobe.

18 Bei der Kreuzprobe werden die Spendererythrozyten mit Empfängerserum und die Empfängererythrozyten mit dem Spenderserum versetzt.

19 Eine solche Blutkonserve darf nicht transfundiert werden. In einem solchen Fall ist nämlich damit zu rechnen, daß es auch im Organismus zur Agglutination kommt.

20 Die Blutgruppe O dient in extremen Notfallsituationen als Universalspender.

21 Blutgruppe AB.

22 Die Blutgruppe A und O.

4 Rhesusfaktor

1 Rhesusfaktor.

2 Nein. Der Rhesusfaktor kommt in der weißen Bevölkerung bei
  ca. 85% der Menschen vor.

3 Wenn der Rhesusfaktor im Blut vorhanden ist, sagt man, das
  Blut ist Rhesus-positiv.

4 Die Bezeichnung Rhesus-negativ bedeutet, daß der Rhesusfaktor
  nicht vorhanden ist.

5 Rh^+ (oder D).

6 rh^- (oder d) bedeutet Rhesus-negativ.

7 Landsteiner, der den Rhesusfaktor entdeckte, führte Blutgrup-
  penuntersuchungen am Rhesusaffen durch. Dabei entdeckte er
  beim Rhesusaffen ein Antigen (den Rhesusfaktor), das auch bei
  den meisten Menschen vorkommt.

8 Es kommt dann nicht, wie beim Transfusionszwischenfall, im
  ABO-System zu einer äußerlich sichtbaren Reaktion. Das eingedrungene Rhesusantigen führt aber zu einer Bildung von Antikörpern gegen des Rhesusantigen. Bei einer zweiten Transfusion von Rhesus-positivem Blut kommt es dann jedoch zu
  einer heftigen Antigen-Antikörper-Reaktion mit schweren,
  evtl. tödlichen Folgen für den Betroffenen.

9 Nein. Rhesus-negatives Blut enthält kein Rhesusantigen. Somit wird auch hier kein Antikörper produziert.

10 Der Rhesusfaktor spielt eine wesentliche Rolle bei der
   Schwangerschaft.

11 Mutter rh^-, Fetus Rh^+.

12 Nur vom Vater kann bei dieser Konstellation die Eigenschaft
   Rh^+ vererbt worden sein. (Der Rhesusfaktor wird dominant
   vererbt).

13 Erst nach der 1. Schwangerschaft kommt es zu einer nennenswerten Antikörperbildung bei der rh^--Mutter. Diese Antikörper sind dann bei der 2. Schwangerschaft (und jeder weiteren) bereits vorhanden und können in den kindlichen Kreislauf gelangen.

14 Während der Schwangerschaft ist der kindliche Kreislauf
vollständig vom mütterlichen getrennt. Während der Geburts-
phase zerreißen jedoch sowohl Gefäße des mütterlichen und
des kindlichen Kreislaufes, so daß kindliches Blut in den
mütterlichen Kreislauf gelangen kann.

15 Die Antikörper gelangen über die Plazenta in den Kreislauf
des Fetus.

16 Unter Hämolyse versteht man die Auflösung der Erythrozytenmembran mit Austritt des Hämoglobins in das Serum.

17 Zum Beispiel bei falscher Blutentnahmetechnik, Injektionen
von Wasser, Fallenlassen von Blutkonserven usw.

18 Die Gelbfärbung kommt durch einen starken Anstieg von Bilirubin im Serum zustande. Das Bilirubin ist aus dem Hämoglobin der zerstörten Erythrozyten entstanden.

19 Beim Fetus findet die Erythrozytenproduktion nicht nur im
roten Knochenmark, sondern auch in Leber und Milz statt.
Wegen den starken Erythrozytenzerstörungen ist eine ver-
stärkte Erythrozytenneubildung erforderlich. Ein Organ,
das eine längerdauernde Mehrleistung erbringen muß, nimmt
an Größe zu.

20 Bei Transfusionszwischenfällen im ABO-System kommt es bereits bei der allerersten Transfusion zu schweren Komplikationen. Die Antikörper Anti-A bzw. Anti-B sind bereits
im Serum vorhanden. Die Antikörper gegen den Rhesusfaktor
bilden sich jedoch erst nach der 1. Transfusion. Komplikationen treten daher erst einige Tage später bei der 2.
Transfusion auf.

5 Blutstillung

1 Blutplättchen (Thrombozyten).

2 Unter Blutungszeit wird diejenige Zeit verstanden, die vom
Zeitpunkt einer Gefäßverletzung bis zum Blutungsstillstand
vergeht. Die Blutung nach einer Verletzung eines Gefäßes
kommt zunächst infolge der Anlagerung von Thrombozyten und
infolge des Gefäßkrampfes zum Stehen. Der Gefäßkrampf löst
sich jedoch nach einer gewissen Zeit. Während dieser Zeit-
spanne muß der Blutpfropf verfestigt worden sein, sonst
beginnt die Blutung erneut. Die Vorgänge, die bei der Verfestigung des Blutpfropfens ablaufen, nennt man Gerinnung.

3 Fibrinogen.

4 Fibrin.

5 Thrombin.

6 Prothrombin.

7 Endogenes System (Gerinnungsfaktoren, die aus dem Blut stammen) und exogenes System (Gerinnungsfaktoren, die aus dem verletzten Gewebe stammen).

8 Kalzium (Ca).

9 Man setzt dem Blut unmittelbar bei der Abnahme Natriumcitrat zu.

10 Das Natriumcitrat bindet das Kalzium im Blut. Wenn ein Faktor bei der Blutgerinnung fehlt, kann die gesamte Gerinnung nicht stattfinden.

11 Eine Thrombose ist ein Blutgerinnsel in einem Blutgefäß beim Lebenden.

12 Heparin.

13 Heparin hebt (je nach Dosis) einen Teil der Thrombinwirkung auf. Die Umwandlung von Fibrinogen in Fibrin kann daher nur in geringem Maße stattfinden.

14 Vitamin K.

15 Marcumar (Phenprocoumon).

6 Lymphsystem

1 Die Lymphe ist ähnlich wie das Blutplasma zusammengesetzt. Sie enthält jedoch wesentlich weniger Eiweiße.

2 Die Lymphe fließt in den Lymphgefäßen.

3 Das Kreislaufsystem ist vollständig geschlossen. Im Gegensatz dazu ist das Lymphgefäßsystem in seinem Anfang offen. Das heißt, die Lymphbahnen beginnen in der Körperperipherie; sie fließen dann zu immer größeren Lymphgefäßen zusammen, um schließlich in den Blutkreislauf zu münden.

4 Milchbrustgang.

5 Ductus thoracicus.

6 Der Ductus thoracicus mündet im Halsbereich auf der linken Seite in den Venenwinkel. Der Venenwinkel wird von großen Venen des Körperkreislaufs kurz vor ihrer Vereinigung zur V. cava superior gebildet. Die Lymphe gelangt somit in den Blutkreislauf.

7 Lymphatische Organe sind Organe, in denen sich Lymphozyten
  aufhalten und gebildet werden.

8 Lymphknoten, Milz, Thymus, Tonsillen und der Wurmfortsatz.

9 Die Lymphknoten dienen der Abwehr von Entzündungsvorgängen.
  Lymphknoten sind praktisch im gesamten Organismus verteilt.
  Bei Entzündungsvorgängen in der Nachbarschaft wirken die
  Lymphknoten wie Filter, die Bakterien an einem weiteren Vor-
  dringen in den Organismus hindern.

10 Krebsgeschwülste haben die fatale Eigenschaft, Zellen abzu-
   geben, die sich an anderer Stelle des Organismus zu neuen
   Tochtergeschwülsten ausbilden können. Man nennt diesen Vorgang Metastasierung. Ursprünglich ist eine Krebsgeschwulst
   ein regional begrenztes Geschehen. Infolge der Metastasen-
   bildung kommt ein Befall von vielen Organen mit Krebsge-
   webe zustande. Die von einer Krebsgeschwulst abgegebenen bös-
   artigen Zellen gelangen durch das Lymphgefäßsystem zu den
   benachbarten Lymphknoten. In den Lymphknoten werden sicherlich zahlreiche Krebszellen vernichtet. Einigen Krebszellen
   gelingt es jedoch, der Vernichtung zu entgehen. In den be-
   fallenen Lymphknoten wachsen Metastasen (Lymphknotenmetastasen) heran. Die Lymphknotenmetastasen sind oft als "vergrößerte Lymphknoten" in der Nachbarschaft von Krebsgeschwül-
   sten zu tasten.

11 In der Milz findet der Abbau der überalterten roten Blutkörperchen statt. In der Fetalzeit dient die Milz der Erythrozytenproduktion. Die Milz hat aber nicht nur Bedeutung
   für die Erythrozyten. In ihr werden auch in erheblichem
   Umfang Lymphozyten produziert.

12 Linker Oberbauch.

13 Bei den Lymphozyten unterscheidet man zwei Untergruppen:
   die B-Lymphozyten und die T-Lymphozyten. Die B-Lymphozyten
   bilden die spezifischen Antikörper. Die T-Lymphozyten sind
   der wichtigste Bestandteil des zellulären, unspezifischen
   Abwehrsystems. Beim Eindringen eines Antigens (Bakterien,
   Viren, Organtransplantat) in den Organismus bilden die T-
   Lymphozyten unspezifische Abwehrstoffe (z.B. Immunglobuline)
   und die B-Lymphozyten spezifische Abwehrstoffe, die zusammen das eingedrungene Antigen unschädlich machen.

14 Beim Eindringen eines Antigens in den Körper bilden die B-
   Lymphozyten spezifische Antikörper, die in der Lage sind,
   das eingedrungene Antigen zu vernichten. Das eingedrungene
   Antigen regt die B-Lymphozyten also zur Antikörperproduktion
   an. Die so produzierten Antikörper vernichten aber nur das
   eine Antigen. Andere Antigene werden von ihnen nicht vernichtet.

15 Aktive und passive Schutzimpfung.

16 Bei der aktiven Schutzimpfung bringt man Erreger in den Organismus, die die Fähigkeit zur Schädigung des Körpers verloren haben (z.B. abgetötete Erreger). Der Organismus produziert gegen diese Erreger Antikörper. Gelangen nun nach
   einiger Zeit die echten Erreger in den Organismus, so hat
   der Organismus bereits Antikörper gebildet. Es ist dann für
   ihn ein Leichtes, die eingedrungenen Krankheitserreger zu
   vernichten.

17 Eine passive Schutzimpfung wird dann durchgeführt, wenn man
   annehmen muß, eine Person habe sich bereits mit bestimmten
   Krankheitserregern infiziert. Das Prinzip der passiven Schutzimpfung besteht in der Gabe von Antikörpern gegen den vermu-
   teten Erreger.

18 Unter einem Lymphödem versteht man die Ansammlung von Gewebe-
   flüssigkeit zwischen den Zellen. Ursachen sind beispielsweise Abflußbehinderungen der Lymphe (Lymphödem des Armes
   nach Entfernen der Achsellymphknoten bei Mammakarzinom).

VI Atmungsorgane

1 Äußere und innere Atmung

1 Die Atmung besteht aus äußerer und innerer Atmung. Sie führt
zu einer stufenweisen "Verbrennung" (Oxidation) von organischen Substanzen mit Sauerstoff. Durch diese Oxidation gewinnt der Körper seine Energie, die z.B. benötigt wird für
die Muskeltätigkeit, Tätigkeit der Drüsen, des Gehirns, Auf-
rechterhaltung der Körperwärme usw.

2 Unter äußerer Atmung oder Respiration versteht man den Gasaustausch zwischen Organismus und Umwelt. Dabei gelangt bei
der Einatmung der Sauerstoff der Luft in die Lungen, während
bei der Ausatmung das im Stoffwechsel als "Abfallprodukt"
angefallene CO_2 an die Außenluft abgegeben wird.

3 Lungenbläschen (Alveolen).

4 Kohlendioxid (CO_2).

5 Unter innerer Atmung versteht man den Gasaustausch zwischen
dem Blut und den Körperzellen. Dabei wird Sauerstoff aus
dem Blut in die Zellen aufgenommen. In den Zellen werden organische Verbindungen mit Hilfe von Enzymen mit Sauerstoff
zur Reaktion gebracht (Oxidation). Durch diesen Vorgang gewinnt der Körper Energie. Das bei der Energiegewinnung an-
fallende Abfallprodukt geben die Zellen an das Blut ab.

6 Aerobe Energiegewinnung.

7 Energiegewinnung der Zellen ohne Beteiligung des Sauerstoffs.

8 Kohlendioxid (CO_2).

9 Adenosintriphosphat (ATP).

10 Bei der aeroben Energiegewinnung ist die Energieausbeute
(und damit die Menge des entstehenden ATP) wesentlich größer
als bei der anaeroben Energiegewinnung.

11 21%.

12 Stickstoff (N_2) 78%, Edelgase 0, 97%, Kohlendioxid (CO_2) 0,03%.

13 In der Einatmungsluft haben die Gase die gleiche prozentuale
Verteilung wie in der Außenluft. Die Ausatmungsluft enhält
jedoch wesentlich mehr CO_2 und deutlich weniger O_2 als die
Einatmungsluft.

14 Inspiration.

15 Ausatmung.

2 Nase und Rachen

1 a. Erwärmung und Anfeuchtung der Atemluft.
  b. Säuberung der Atemluft von Staubpartikeln.
  c. Riechfunktion.

2 Septum nasi (meist einfach "Septum")

3 Schädelbasis.

4 Siebbein.

5 Der Riechnerv (1. Hirnnerv).

6 N. olfactorius.

7 Nasenmuscheln.

8 Stirnhöhle.

9 Sinus frontalis.

10 Kieferhöhle.

11 Sinus maxillaris.

12 Entzündungen der Nase (z.B. Schnupfen) können von der Nase
   zu den Nasennebenhöhlen gelangen. Dort kommt es dann zur
   Entzündung der Stirn- oder Kieferhöhle.

13 Ja; und zwar im Keilbein und im Siebbein.

14 Nasennebenhöhlen.

15 Isolation gegen extreme Wärme und Kälte; Beeinflussung der
   Klangfarbe der Stimme (Resonatoren).

16 Die so vorbehandelte Luft gelangt durch die inneren Nasenöffnungen (Choanen) in den Rachen.

17 Pharynx.

18 Nein. Der Pharynx ist die Kreuzungsstelle des Speise- und
   Luftweges.

19 Mit dem Ohr (genauer gesagt: mit dem Mittelohr) steht der
   Pharynx in Verbindung.

20 Ohrtrompete (Tuba auditiva).

21 Bei einer Entzündung des Rachens (Pharyngitis) können Bakterien über die Ohrtrompete in das Mittelohr gelangen und dort eine Mittelohrentzündung verursachen.

22 Rachenmandel.

23 Bei Kindern ist die Rachenmandel häufig vergrößert (sog. "Polypen"). Da die Rachenmandel in der Nachbarschaft der inneren Nasenöffnungen (Choanen) liegt, kann eine vergrößerte Rachenmandel zur Behinderung der Nasenatmung führen.

3 Kehlkopf

1 Larynx.

2 Stimmbildung und Schutz der unteren Luftwege gegen eindringende Fremdkörper oder Speiseteile.

3 Beim Schlucken wird der Larynx durch eine Knorpelplatte zugedeckt. Diese Knorpelplatte heißt Kehldeckel.

4 Epiglottis.

5 Kaudal der Epiglottis sind die beiden Stimmbänder.

6 Stimmritze.

7 Bei der Einatmung (Inspiration) muß Luft durch die Stimmritze in die unteren Luftwege eindringen. Daher steht bei der Inspiration die Stimmritze weit offen.

8 N. recurrens.

9 Beim Sprechen ist die Stimmritze eng. Die ausgeatmete Luft streift an den eng gestellten Stimmbändern vorbei und versetzt diese in Schwingungen. Hierdurch entstehen die Selbstlaute beim Sprechen.

10 Zungenbein, Schildknorpel, Stellknorpel, Ringknorpel.

11 Schildknorpel.

12 Unter Adamsapfel versteht man beim Mann den besonders weit nach ventral vorspringenden Schildknorpel.

13 Schilddrüse.

14 An die Stellknorpel setzen sowohl die Kehlkopfmuskeln als
auch die Stimmbänder an. Durch Zug der Kehlkopfmuskulatur
werden die Stellknorpel in ihrer Stellung zueinander verändert. Hierdurch öffnet bzw. schließt sich die Stimmritze.

15 Ringknorpel.

4 Luftröhre, Bronchien und Lunge

1 Nach der Larynxpassage gelangt die Luft in die Luftröhre.

2 Trachea.

3 Die Trachea liegt ventral der Speiseröhre (Ösophagus).

4 In der Trachea findet man ca. 15 Knorpelspangen, die ein
gewisses Gerüst für die Trachea bilden. Die Knorpelspangen
sind jedoch dorsal offen. An der Dorsalseite der Trachea
findet man lediglich eine Membran. Hierdurch wird es verständlich, daß die Trachea komprimiert werden kann.

5 Die Luft gelangt dann in den rechten und linken Hauptbronchus.

6 Bifurkation der Trachea.

7 Stammbronchien.

8 Nein. Der rechte Stammbronchus ist wesentlich weiter als der
linke. Ferner ist der Abgang des rechten Stammbronchus wesentlich steiler als links.

9 Aspirierte (in die Atemwege gelangte) Fremdkörper gelangen
in der Regel in den rechten Hauptbronchus.

10 Lappenbronchien.

11 Auf der rechten Seite gibt es 3 Lappenbronchien, während es
auf der linken Seite nur 2 Lappenbronchien gibt.

12 Die Zahl der Lappenbronchien entspricht der Zahl der Lungenlappen. Die rechte Lunge hat 3 Lappen, die linke nur 2.

13 Die Stammbronchien teilen sich am Lungenhilus in die Lappenbronchien auf.

14 Unter dem Hilus eines Organs versteht man die Eintrittsstelle
des Gefäß- und Nervenbündels.

15 A. und V. pulmonalis, Stammbronchus, Lymphbahnen und Nerven.

16 Bronchioli.

17 Die Bronchioli weisen im Gegensatz zu den Bronchien keine
   Knorpel mehr auf. Die Bronchioli enthalten jedoch sehr viel
   glatte Muskulatur.

18 Asthma bronchiale.

19 Epithelgewebe (innere Oberfläche!).

20 Das Epithelgewebe der Luftwege ist mit feinen Flimmerhärchen
   ausgestattet.

21 Flimmerepithel.

22 Das Flimmerepithel hat die Aufgabe, in die Atemwege eingedrungene feine Staubteilchen durch den Schlag der Flimmerhärchen wieder nach außen zu befördern.

23 Nein. Die "typische Krebsart" des Rauchers ist das Bronchialkarzinom. Das Bronchialkarzinom hat seinen Ursprung von einer
   entarteten Zelle des Bronchialepithels genommen.

24 Die rechte Lunge hat 3 Lungenlappen, die linke nur 2.

25 Ein Teil der linken Thoraxhälfte wird bereits durch das Herz
   ausgefüllt.

26 Der Gasaustausch findet in den Lungenbläschen statt.

27 Alveolen.

28 Der Sauerstoff (O_2) der Atemluft wird ins Blut aufgenommen,
   während das Kohlendioxid vom Blut abgegeben wird.

29 Die Wandung der Alveolen ist außen von einem Netz feinster
   Kapillaren umsponnen. Innerhalb des Lungenbläschens befindet
   sich die Luft. Der Gasaustausch findet durch die "hauchdünne"
   Wand der Alveole statt.

30 Beim gesunden Erwachsenen beträgt die Gesamtoberfläche der
   Alveolen ca. 100 m^2. Diese Fläche ist mehr als das 50fache
   der Körperoberfläche.

31 Mediastinum.

32 Herz, Luftröhre, Speisröhre, Thymus, Aorta, V. cava inferior
   und V. cava superior, die paarigen Nerven: Vagus, Phrenikus
   und Grenzstrang.

5 Atemmechanik

1 Pleura.

2 Pleura visceralis.

3 Unter Pleura parietalis versteht man das äußere Blatt der
  Pleura. Die Pleura parietalis liegt von innen der Thoraxwand an.

4 Pleuraspalt.

5 Der Pleuraspalt ist mit einem Flüssigkeitsfilm ausgefüllt.
  Durch den Flüssigkeitsfilm ist es möglich, daß sich die beiden Pleurablätter gegeneinander verschieben. Der Flüssigkeitsfilm im Pleuraspalt verhindert auch ein Auseinander-
  weichen der Pleurablätter.

6 Lungenfell.

7 Rippenfell.

8 Bauchfell (Peritoneum).

9 Bei der Inspiration erweitert sich der Thorax. Die Erweiterung des Thorax kommt im wesentlichen durch die Abflachung
  der Zwerchfellkuppel zustande.

10 Das Zwerchfell und die Atemhilfsmuskulatur.

11 Nein. Die Luft kann bei der Inspiration erst in die Lungen
  eindringen, wenn sich auch die Lungen erweitern!

12 Die Lunge ist über die beiden Pleurablätter mit der Thoraxwand verbunden.

13 Die Pleura parietalis (Rippenfell) macht die Erweiterung des
  Thorax mit, da sie mit der Thoraxwand und dem Zwerchfell verwachsen ist. Mittels des Flüssigkeitsfilms ist die Pleura
  parietalis mit der Pleura visceralis und damit mit der Lunge
  verbunden. Bei der Erweiterung der Thoraxwand haftet der
  Flüssigkeitsfilm an der Pleura parietalis wie Blut an einem
  Spritzenkolben beim Blutabnehmen. Wird an dem Spritzenkolben
  gezogen (entspricht der Erweiterung des Thoraxraumes), so
  erhöht sich der Unterdruck in der Spritze (entspricht einem
  höheren Unterdruck im Pleuraspalt bei Thoraxerweiterung),
  und weiteres Blut wird in die Spritze hineingesaugt. (Durch
  den zunehmenden Unterdruck im Pleuraspalt wird die Pleura
  visceralis angesaugt und die Lunge dehnt sich aus).

14 Bei der Exspiration erschlafft das Zwerchfell, der Thoraxraum wird enger. Die Lungen ziehen sich infolge ihrer Elastizität soweit zusammen, wie es ihnen infolge ihrer Verbindung
  mit der Thoraxwand möglich ist.

15 Das Eindringen von Luft in den Pleuraspalt führt zur Auf-
hebung des Unterdrucks im Pleuraspalt. Die Lunge ist nun
nicht mehr mit der Thoraxwand "verbunden". Sie fällt infolge ihrer Elastizität in sich zusammen.

16 Pneumothorax.

17 Die in der Lunge reichhaltig vorhandenen elastischen Fasern.

18 In der Regel ist nur eine Lunge vom Pneumothorax betroffen.

19 Der N. phrenicus bewirkt im wesentlichen die Inspiration;
denn der N. phrenicus innerviert das Zwerchfell.

20 16 - 20 Atemzüge/min.

21 40 Atemzüge/min.

22 Das Atemzentrum im verlängerten Mark reagiert auf eine Erhöhung des CO_2-Gehaltes im Blut sowie auf eine Verminderung
des Sauerstoffgehaltes im Blut und in den Alveolen.

6 Fassungsvermögen der Lungen

1 Alter, Geschlecht, Körpergröße, Gewicht, Trainingszustand.

2 Unter Totalkapazität versteht man den gesamten Luftgehalt
in den Lungen.

3 Ca. 5 l.

4 Atemzugvolumen oder Respirationsluft.

5 Die Vitalkapazität ist jene Luftmenge, die nach maximaler
Inspiration maximal ausgeatmet werden kann.

6 3,5 - 6 l. Es muß jedoch angemerkt werden, daß Vitalkapazi-
täten von über 5 l nur von sehr gut trainierten Ausdauer-
sportlern erreicht werden.

7 Spirometer.

8 Nein. Auch nach maximaler Ausatmung bleibt in der Lunge eine
Restluft von ca. 1,2 l zurück. Vitalkapazität und Restluft
(Residualluft) ergeben zusammen die Totalkapazität der Lunge.

9 Unter Totraum wird jener Teil des Atemtraktes verstanden,
der nicht am Gasaustausch teilnimmt.

10 Nase, Mund, Pharynx, Larynx, Trachea und Bronchien.

11 Nein. Durch eine schnelle und oberflächliche Atmung wird
   die Luft im wesentlichen im Totraum hin und her bewegt.
   Die Sauerstoffsättigung wird dadurch im Blut nicht erhöht;
   denn im Totraum findet ja kein Gasaustausch statt.

12 Beim Atemstoßtest (Tiffenau-Test) wird mittels eines Spiro-
   meters jene Luftmenge gemessen, die nach maximaler Inspiration in der ersten Sekunde ausgeatmet werden kann.

13 Das Atemminutenvolumen (AMV) errechnet sich aus der Atemfrequenz multipliziert mit der Respirationsluft (Atemzugvolumen).

14 Beim Atmen durch ein Giebel-Rohr wird der Totraum vergrößert.
   Um diesen vergrößerten Totraum zu überwinden, muß der Patient verstärkt die Atemmuskulatur betätigen. Hierdurch wird
   der Tendenz vieler Patienten, postoperativ schmerzbedingt
   flach zu atmen, begegnet. Bei oberflächlicher Atmung werden
   größere Lungenpartien nicht belüftet. In nicht belüfteten
   Lungenpartien bilden sich häufig Pneumonien (Lungenentzün-
   dungen) aus.

VII Verdauungsorgane

1 Ernährung und Verdauungssystem

1 Der menschliche Körper benötigt die Nahrungsstoffe zur Auf-
rechterhaltung seines Energie- und Aufbaustoffwechsels. Die
mit der Nahrung aufgenommenen Nährstoffe werden im Verdauungstrakt zerlegt und auf dem Blutweg zu den Zellen transportiert. Dort werden sie entweder zu neuen körpereigenen
Substanzen aufgebaut oder mit Hilfe des Sauerstoffs zum
Zwecke der Energiegewinnung "verbrannt".

2 Eiweiße, Kohlenhydrate und Fette.

3 Aminosäuren.

4 Stickstoff (N).

5 Essentielle Aminosäuren sind für den Organismus unentbehr-
liche Aminosäuren. Essentielle Aminosäuren können im Körper
nicht durch Umwandlung aus anderen Aminosäuren entstehen.
Der Körper ist daher auf die Zufuhr von essentiellen Aminosäuren aus der Nahrung angewiesen.

6 Leucin, Isoleucin, Phenylalanin, ...

7 Peptide (größere Peptidketten werden auch Polypeptide genannt).

8 Proteine.

9 Nein. Erstens enthalten die Kohlenhydrate und Fette keinen
Stickstoff, der für den Aufbau von Eiweißen, die als Bausubstanz dienen, unentbehrlich ist; und zweitens fehlen die
essentiellen Aminosäuren.

10 1 g Eiweiß/kg KG.

11 Fleisch, Fisch, Milch, Butter, Käse ...

12 Ja, z.B. in Sojabohnen, Erdnüssen, Hülsenfrüchten ...

13 1 g Eiweiß entspricht 4,1 kcal.

14 Eine kcal ist diejenige Energiemenge, die man benötigt, um
1 l Wasser um 1° C zu erwärmen (genauer: von 14,5 auf 15,5° C).

15 Joule (J).

16 1 kcal entspricht 4,19 J.

17 Aminosäuren.

18 Die Aminosäuren werden im Darm resorbiert (d.h. ins Blut
aufgenommen) und zur Leber transportiert. Dort werden sie
zu körpereigenen Eiweißen aufgebaut.

19 Harnstoff.

20 Der Harnstoff wird durch die Nieren in den Urin ausgeschieden.

21 Monosaccharide (Einfachzucker), Disaccharide (Zweifachzucker),
Polysaccharide (Mehrfachzucker).

22 Glucose (Traubenzucker), Fructose (Fruchtzucker) und Galak-
tose.

23 Lävulose.

24 Gehirn.

25 Maltose.

26 Ein Molekül Maltose besteht aus 2 Molekülen Glukose.

27 Polysaccharide sind Verbindungen aus zahlreichen Monosacchariden.

28 Glykogen und Stärke. Glykogen ist die Speicherform für Kohlenhydrate im menschlichen und tierischen Organismus. Stärke
ist das wichtigste Depotkohlenhydrat der Pflanze.

29 In Leber und Muskulatur.

30 Die Kohlenhydrate werden im Verdauungstrakt bis zu den Monosacchariden zerlegt.

31 1 g Kohlenhydrate entspricht 4,1 kcal.

32 1 g Fett entspricht 9,3 kcal.

33 Lipide.

34 Die Lipide werden in freie Fettsäuren und Glycerin gespalten.

35 Nein. Die Monosaccharide und die Aminosäuren gelangen vom
Darm unmittelbar in die Blutbahn. Freie Fettsäuren und Glycerin gelangen in die Lymphbahnen. Die Lymphbahnen der unteren Körperhälfte münden jedoch im "Venenwinkel" in die
Blutbahn.

36 Essentielle Fettsäuren sind für den Organismus ein unbe-
dingt erforderlicher Nahrungsbestandteil, da diese Fettsäuren an wesentlichen Stoffwechselvorgängen beteiligt sind,
jedoch vom Organismus nicht aus anderen Stoffen hergestellt
werden können.

37 Mineralstoffe, Spurenelemente und Vitamine.

38 Natrium (Na), Kalium (K), Kalzium (Ca), Chlor (Cl), Mag-
nesium (Mg).

39 Eisen (FE), Jod (J), Kupfer (Cu) ... Es muß erwähnt werden,
daß die Spurenelemente absolut lebensnotwendig sind, auch
wenn sie nur in geringen Mengen im Organismus vorkommen.

40 Vitamine sind organische Substanzen, die an lebenswichtigen
Stoffwechselvorgängen beteiligt sind und vom Körper nicht
selbst hergestellt werden können. Vitamine müssen daher
(zumindest in Vorstufen) mit der Nahrung zugeführt werden.

41 Eine Hypovitaminose ist eine Erkrankung, die auf Grund eines
Vitaminmangels zustande gekommen ist.

2 Kauapparat, Mundhöhle und Speicheldrüsen

1 32.

2 Schneidezähne, Eckzähne, Backenzähne und Mahlzähne.

3 Zwei.

4 Vier.

5 Prämolaren.

6 Zwei.

7 Der Mensch hat eine gleiche Anzahl von Zähnen im Oberkiefer
wie im Unterkiefer. Teilt man den Oberkiefer (oder den Unterkiefer) in eine rechte und linke Hälfte, so findet man rechts
und links ebenfalls die gleiche Anzahl und die gleiche Art
von Zähnen. Wenn man also weiß, daß im gesunden Gebiß im
rechten Unterkiefer 2 Prämolaren vorkommen, so müssen in den
übrigen 3/4 des Gebisses ebenfalls 2 Prämolaren vorkommen.

8 Molaren.

9 Drei.

10 Re
| M | M | M | P | P | E | S | S | | S | S | E | P | P | M | M | M | Li |
| M | M | M | P | P | E | S | S | | S | S | E | P | P | M | M | M | |

11 Zahnkrone, Zahnhals und Zahnwurzel.

12 Als Zahnkrone wird der Teil des Zahnes bezeichnet, der in die Mundhöhle ragt.

13 Unter Zahnhals versteht man jenen Teil des Zahnes, der vom Zahnfleisch bedeckt ist.

14 Zahnwurzel.

15 Der Zahnschmelz ist die härteste Substanz des menschlichen Organismus. Der Zahnschmelz überzieht die Zahnkrone und verleiht dadurch den Zähnen eine erhebliche Widerstandsfähigkeit gegen vielfältige schädigende Einflüsse. Der Zahnschmelz besteht ganz überwiegend aus anorganischen Substanzen.

16 Dentin (oder Zahnbein).

17 Pulpahöhle.

18 In der Pulpahöhle liegen die Gefäße und Nerven des Zahnes.

19 20.

20 Bis zum 2. Lebensjahr.

21 Wird ein Milchzahn vor dem Durchbruch eines bleibenden Zahnes entfernt, so rücken die benachbarten Milchzähne in die entstandene Lücke ein, so daß der bleibende Zahn nicht mehr genügend Platz findet. Der bleibende Zahn wächst dann nach außen oder innen verkantet.

22 Gaumenmandeln (Tonsilla palatina).

23 Ohrspeicheldrüse, Unterkieferspeicheldrüse, Unterzungenspeicheldrüse.

24 Exokrine Drüse.

25 Die Speicheldrüsen besitzen einen Ausführungsgang. Der Ausführungsgang ist das Kennzeichen einer exokrinen Drüse.

26 Glandula parotis (oder einfach: Parotis).

27 Nein. Nur die durch Entzündungen oder Tumoren veränderte Parotis ist von außen sichtbar. Es fällt dann oft ein angehobenes Ohrläppchen auf.

28 Mumps ("Ziegenpeter").

29 Der Parotisgang mündet gegenüber dem 2. oberen Molaren in die Mundhöhle.

30 Ptyalin.

31 Das Ptyalin ist ein Kohlenhydrate spaltendes Enzym. (Genauer
   gesagt: Ptyalin spaltet die Stärke bis zu Maltose (Zweifachzucker).

32 Bei längerer Einwirkung des Ptyalins werden größere Mengen
   Stärke zu dem Disaccharid Maltose gespalten. Die Maltose
   schmeckt leicht süßlich.

3 Speiseröhre, Magen und Zwölffingerdarm

1 Gaster und Ventriculus.

2 Gastritis (Magenschleimhautentzündung).

3 Ulcus ventriculi (Magengeschwür).

4 Kardia.

5 Magenpförtner (Pylorus).

6 Das Antrum.

7 Zwölffingerdarm (Duodenum).

8 Magenfundus und Magenkorpus.

9 1. Tötet Bakterien ab, die mit der Speise in den Magen ge-
     langen.
  2. Die Enzyme des Magens werden in einer Vorstufe produziert.
     Die Salzsäure aktiviert diese Enzyme.

10 Belegzellen.

11 Der N. vagus = Vagus.

12 Der Vagus entstammt aus dem Gehirn. Aus der rechten und linken Hirnhälfte tritt je ein N. vagus aus. In der Reihenfolge
   der Hirnnerven ist der Vagus der X. Hirnnerv.

13 Die beiden Vagusnerven verlaufen rechts bzw. links von der
   Speiseröhre. Sie treten mit dieser durch das Zwerchfell.
   Diese Stelle wird als Hiatus oesophageus bezeichnet.

14 Der Vagus fördert die HCl-Produktion. Nach der Durchtrennung
   des Vagus ist die HCl-Produktion vermindert.

15 Pepsin (und Kathepsin).

16 Aminosäuren.

17 Aus 2 Gründen: Unmittelbar an seinem Entstehungsort liegt das
Pepsin in einer inaktiven Vorstufe, dem Pepsinogen, vor. Wird
das Pepsinogen dann im Magenlumen zu Pepsin umgewandelt, so
wird die Magenwand durch eine spezielle Schleimschicht geschützt.

18 Hauptzellen des Magens.

19 Durch die Salzsäure (HCl).

20 Ein Vitamin ist ein Stoff, der lebensnotwendig ist und vom
Körper nicht produziert werden kann. Ein Vitamin muß mit
der Nahrung zugeführt werden.

21 Das Vitamin B_{12} muß wie jedes Vitamin mit der Nahrung zugeführt werden. Das Vitamin B_{12} kann isoliert jedoch nicht im
Verdauungstrakt resorbiert werden. Zur Resorption von B_{12}
wird im Magen ein Eiweiß, der "Intrinsic factor", gebildet.
Der Komplex aus B_{12} und dem Intrinsic factor kann resorbiert
werden.

22 Ja, z.B. das in der Magenschleimhaut produzierte Gewebshormon
"Gastrin".

23 Enterogastron.

24 40 cm.

25 Ösophagus.

26 Die 2. Ösophagusenge entsteht durch eine Einengung zwischen
Aorta und rechtem Hauptbronchus.

27 Bulbus duodeni.

28 Leber und Bauchspeicheldrüse.

4 Leber

1 Exokrine und endokrine Drüsen (Hormondrüsen).

2 Die exokrine Drüse gibt ihr Sekret über einen Ausführungsgang an eine innere oder äußere Oberfläche ab.
Die endokrine Drüse (Hormondrüse) gibt ihr Sekret (Hormon)
direkt an das Blut ab.

3 Galle.

4 Die Gallenflüssigkeit.

5 Bilirubin.

6 Hämoglobin. Das Hämoglobin stammt aus dem Erythrozytenabbau.

7 1,5 kg.

8 Die rechte Seite.

9 Für die Fette.

10 In der Gallenblase wird die Galle "eingedickt", d.h. der
Galle wird Wasser entzogen.

11 Ca. 1 l.

12 Gallenblasengang - Ductus cysticus.

13 Ductus hepaticus.

14 Ductus choledochus.

15 Papilla vateri.

16 Der Gang der Bauchspeicheldrüse (Ductus pancreaticus).

17 Die Leberarterie.

18 Nein, das wäre grundfalsch. Die Lebervenen verlassen die
Leber an ihrer Rückseite und münden direkt in die untere
Hohlvene (V. cava inferior).

19 In einem Pfortadersystem sind 2 Kapillarsysteme hintereinandergeschaltet. Das 1. Kapillarsystem besteht aus den Kapillaren des Darmes. Diese vereinigen sich über mehrere
größere Venen zur Pfortader, die zur Leberpforte zieht.
In der Leber spaltet sich die Pfortader erneut zu einem
Kapillarsystem (2.) auf. Nachdem das Blut dieses Kapillarsystem durchflossen hat, sammelt es sich in den Lebervenen,
die in die V. cava inferior münden.

20 Das Blut stammt aus allen unpaaren Bauchorganen, z.B. Magen, Dünndarm, Dickdarm, Milz, Bauchspeicheldrüse ...

21 Das Blut ist sauerstoffarm, weil es bereits ein Kapillarsystem durchflossen hat. (In den Kapillaren findet bekanntlich der Sauerstoffaustausch statt).
Das Blut ist sehr nährstoffreich, weil im Darm die Nährstoffe in ihre Grundbausteine zerlegt und vom Kapillarsystem des Darmes resorbiert werden.

22 Die Fette bzw. ihre Grundbausteine werden nicht in der Pfortader transportiert, sondern in den Lymphbahnen. Die Lymphgefäße des Darmes vereinigen sich zu einem Hauptlymphgefäß,
dem Milchbrustgang (= Ductus thoracicus). Der Ductus thoracicus mündet in der Nähe des Herzens in eine größere Vene.

23 Die Galle emulgiert die Fette, d.h., die großen Fettropfen
werden in feinste Fettröpfchen zerlegt.

24 Der größte Teil des Bilirubins wird im Darm in der Form des
   Urobilinogens rückresorbiert und gelangt über das Blut der
   Pfortader in die Leber. Dort wird das Urobilinogen erneut
   in Bilirubin verwandelt. Ein geringerer Teil des Bilirubins
   wird im Darm jedoch in Sterkobilin umgewandelt. Dieses Sterkobilin ist für die braune Farbe des Stuhls verantwortlich.

25 Verschlußikterus.

26 In der Leber wird die Glukose zu Glykogen aufgebaut und gespeichert. Bei Bedarf an Glukose kann das Glykogen dann wieder zu Glukose abgebaut werden.

27 Die über die Pfortader in die Leber gelangenden Aminosäuren
   werden in der Leber zu körpereigenen Eiweißen aufgebaut. Die
   nicht mehr funktionstüchtigen Eiweiße des Organismus werden
   in der Leber zerstört. Als Abfallprodukt entsteht dabei Harnstoff, der über die Nieren ausgeschieden werden muß.

28 Die Leber produziert das Fibrinogen und das Prothrombin.

5 Bauchspeicheldrüse

 1 Pankreas

 2 Der Pankreaskopf liegt in einer Schleife des Duodenums, im
   C des Duodenums.

 3 Magen.

 4 Eine exokrine Drüse ist eine Drüse, die ihr Sekret über einen
   Ausführungsgang an eine innere oder äußere Oberfläche abgibt.

 5 Eine endokrine Drüse besitzt keinen Ausführungsgang. Ihr
   Sekret wird direkt an das Blut abgegeben.

 6 Hormondrüse.

 7 Das Pankreas besteht aus einem exokrinen und einem endokrinen
   Teil. Der exokrine Anteil gibt den Pankreassaft über einen
   Ausführungsgang an den Darm ab. Der endokrine Anteil des Pan-
   kreas gibt die produzierten Hormone direkt an das Blut ab.

 8 Ductus pancreaticus.

 9 Duodenum.

10 Papilla vateri.

11 Ductus choledochus.

12 Ein Enzym ist ein Stoff, der einen chemischen Vorgang beschleunigt. Das Enzym wird dabei nicht verbraucht oder verändert.

13 Proteine.

14 Aminosäuren.

15 Trypsin und Chymotrypsin.

16 Pepsin (Vorstufe: Pepsinogen).

17 Fremdeiweiße, die ins Blut gelangen, wirken dort als Antigene.
Die Antigene hätten eine Antikörperproduktion zur Folge. Gelangen größere Antigenmengen in den Organismus, so führt die
massive Antigen-Antikörper-Reaktion zum Schock.

18 Die resorbierten Aminosäuren gelangen über die Pfortader
(V. portae) zur Leber. Die Leber baut die Aminosäuren zu
körpereigenen Eiweißen auf.

19 Amylase.

20 Die Kohlenhydratverdauung beginnt nicht etwa im Duodenum,
sondern bereits in der Mundhöhle. Das Ptyalin des Speichels
enthält u.a. das Enzym Amylase.

21 Maltase. (Beachten Sie: Der Zweifachzucker heißt Maltose,
das Enzym Maltase).

22 Über die Pfortader (V. portae).

23 Glykogen (oder tierische Stärke).

24 Ja. Und zwar das Enzym Lipase.

25 In Glycerin und Fettsäuren.

26 Amylase und Lipase.

27 Die Galle. Sie emulgiert die Fette.

28 Nein. Über die Pfortader gelangen die Aminosäuren und die
Glukose zur Leber. Die Fette werden über die Lymphbahnen
transportiert. Die Lymphgefäße der unteren Körperhälfte
vereinigen sich zum Ductus thoracicus (Milchbrustgang).
Der Ductus thoracicus mündet in der Nähe des rechten Vorhofes in eine größere Vene.

29 Insulin.

30 Langerhans-Inseln. Die Langerhans-Inseln sind besondere Zell-
gruppen innerhalb des Pankreas. Ihre Anzahl beträgt rund
1 Million.

31 60 - 100 mg/dl.

32 Das Insulin gelangt direkt in das Blut (kein Ausführungsgang).

33 1. Durch gesteigerte Verarbeitung der Glukose in der Zelle.
2. Durch gesteigerten Glykogenaufbau in der Leber.

34 Diabetes mellitus.

35 Nein.

36 Das ist unterschiedlich. Steigt der Blutglukosespiegel über
180 mg% (mg/dl), so wird Glukose im Harn nachweisbar (Begründung: s. Kap. Niere).

37 Glukagon.

38 Ja, denn das Glukagon ist ein Hormon.

6 Dünndarm und Dickdarm

1 Zwölffingerdarm, Leerdarm und Krummdarm.

2 Duodenum.

3 Lebergallengang (Ductus choledochus) und Pankreasgang
(Ductus pancreaticus).

4 Jejunum.

5 Ileum.

6 Beim Lebenden beträgt die Länge des Dünndarms etwa 2,5 -
3,5 m. An der Leiche ist der Dünndarm jedoch wesentlich
länger, weil beim Toten der Tonus der glatten Muskulatur,
der den Dünndarm etwas kontrahiert hält, wegfällt.

7 Im Dünndarm werden die Nährstoffe vollständig in ihre Grundbausteine zerlegt. Diese werden von der Darmschleimhaut resorbiert und in das Blut aufgenommen.

8 Zur Aufnahme der Nährstoffe ist eine große Oberfläche erforderlich. Eine gefaltete Darmschleimhaut hat eine wesentlich größere Oberfläche als eine glatte Schleimhaut.

9 Im Ileum findet man größere Ansammlungen von lymphatischem
Gewebe. Dieses lymphatische Gewebe nennt man die Peyer-
Platten. Die Peyer-Platten sind bei vielen Infektionskrank-
heiten des Darmes vergrößert.

10 Meckel-Divertikel.

11 Das Meckel-Divertikel ist eine unvollständige Rückbildung einer während der Fetalzeit bestehenden Verbindung zwischen Darm und Nabel.

12 Das Meckel-Divertikel kann sich entzünden. Die Symptome einer Entzündung des Meckel-Divertikels sind die gleichen wie bei einer "Blinddarmentzündung".

13 Kolon.

14 Etwa 1,2 - 1,5 m.

15 Die Bezeichnung Dünndarm oder Dickdarm kommt nicht etwa durch die unterschiedliche Dicke der Darmteile zustande. Die Bezeichnungen beziehen sich vielmehr auf den Darminhalt. Der Darminhalt ist im Dickdarm wesentlich dickflüssiger als im Dünndarm.

16 Die eigentlichen Verdauungsvorgänge sind bereits im Dünndarm beendet. Dennoch erfüllt der Dickdarm eine sehr wesentliche Aufgabe: Im Dickdarm wird dem Darminhalt größere Mengen Wasser und Salze entzogen. Der Darminhalt wird im Dickdarm eingedickt. Der Organismus gewinnt das Wasser und die Salze zurück.

17 Blinddarm.

18 Zökum.

19 Nein. Die "Blinddarmentzündung" ist keine Entzündung des Blinddarms (Zökum), sondern eine Entzündung des Wurmfortsatzes.

20 Der Wurmfortsatz ist ein ca. 7 cm langer, etwa fingerdicker Fortsatz, der am kaudalen Ende des Blinddarmes hängt.

21 Appendix vermiformis (oder einfach: Appendix).

22 Die Appendizitis (oder "Blinddarmentzündung" des Laien) ist eine Entzündung des Wurmfortsatzes (Appendix). Gefährlich wird eine Appendizitis vor allen Dingen dann, wenn die Wand der Appendix zerreißt (Perforation) und Eiter und Darminhalt in die Bauchhöhle fließen.

23 Aufsteigender Teil des Dickdarms (Colon ascendens). Querverlaufender Teil des Dickdarms (Colon transversum). Absteigender Teil des Dickdarms (Colon descendens). Sigmaschleife (Sigma). Mastdarm (Rektum).

24 Die Unterscheidung zwischen Dünn- und Dickdarm trifft man nicht nach der Dicke des jeweiligen Darmabschnittes; denn die Dicke kann sehr unterschiedlich sein. Am Dickdarm findet man im Gegensatz zum Dünndarm Tänien und Haustren. Unter Tänien versteht man die in 3 Längsbändern angeordnete Längsmuskulatur des Kolons. Die Haustren des Kolons sind halbmondförmige Falten, die durch Kontraktion der Ringmuskulatur entstehen.

25 Peristaltik.

26 Durch eine Klappe (Ileozökalklappe) unmittelbar an der Einmündungsstelle des Ileum in das Kolon.

27 Bauhin-Klappe.

28 Rechts.

29 Colon descendens und Sigma.

30 Analkanal.

31 Stuhlkontinenz ist die Fähigkeit, den Stuhl willkürlich zurückzuhalten und zu entleeren.

32 Stuhlinkontinenz.

33 Der Anus praeternaturalis ist ein künstlich geschaffener
   Darmausgang im Bereich der Bauchwand.

34 Im Kolon werden Wasser und Salze aus dem Darminhalt resorbiert. Muß das Ileum in die Bauchwand eingepflanzt werden
   (sog. Ileostoma), so verlieren die Betreffenden erhebliche
   Mengen an Wasser und Salzen.

7 Bauchfell

1 Peritoneum.

2 Pleura.

3 Peritoneum parietale ist jener Teil des Peritonaeums, der
  der Bauchwand von innen anliegt.

4 Peritoneum viscerale.

5 Ein Organ heißt dann intraperitoneal, wenn es vollständig
  vom Peritoneum viscerale bedeckt ist.

6 Magen, Dünndarm, Sigma, Leber und Milz.

7 Das große Netz.

8 Omentum majus.

9 Das Omentum majus legt sich bei Entzündungen der Bauchorgane
  (z.B. Appendizitis) auf den Entzündungsherd. Es stellt somit
  eine wesentliche Barriere für das Fortschreiten der Entzündung dar.

10 Das Mesenterium ist eine weitere Falte des Peritoneums. Im
   Mesenterium sind die intraperitonealen Organe wie Magen und
   Dünndarm aufgehängt. Das Mesenterium ermöglicht den intra-
   peritonealen Organen eine relativ große Beweglichkeit.

11 Das Pankreas liegt sekundär retroperitoneal.

12 Ein Organ liegt dann sekundär retroperitoneal, wenn es im
   Verlauf der Embryonalentwicklung zunächst intraperitoneal
   gelegen ist, dann jedoch einen Teil seines viszeralen Peritoneums verloren hat, so daß nur noch die Ventralfläche
   des Organs von Peritoneum viscerale bedeckt ist.

13 Duodenum (mit Ausnahme des Bulbus duodeni).

14 Primär retroperitoneal.

15 Z.B. Niere, Nebenniere, Aorta, V. cava inferior, Ureter usw.

16 Peritonitis.

17 Der Douglas-Raum ist die kaudalste (tiefste) Stelle des
   Peritonaeums.

18 Der Douglas-Raum befindet sich zwischen der Gebärmutter
   umd dem Rektum.

19 Beim Mann liegt die tiefste Stelle des Peritoneums zwischen
   Harnblase und Rektum.

20 Bei eitrig entzündlichen Prozessen im Bereich der Bauchorgane
   (z.B. perforierte Appendizitis, Eileiterschwangerschaft usw.)
   sammelt sich der Eiter im Bereich des Douglas-Raumes an.

1 Allgemeine Endokrinologie

1 Endokrinologie ist die Lehre von den Hormondrüsen, den Hormonen und ihren Wirkungen.

2 Endokrine Drüsen.

3 Eine endokrine Drüse besitzt (im Gegensatz zur exokrinen Drüse) keinen Ausführungsgang. Die in der endokrinen Drüse produzierten Hormone werden direkt an das Blut abgegeben.

4 Die Tätigkeit der Gewebe und Organe in einem Organismus muß aufeinander abgestimmt sein. Die Steuerung der einzelnen Organfunktionen erfolgt durch das Nervensystem und durch das Hormonsystem (Endokrinum).

5 Die "Befehlsübermittlung" durch das Nervensystem erfolgt wesentlich schneller und zielgerichteter als durch das Hormonsystem. Die Geschwindigkeit der "Befehlsübermittlung" im Nervensystem liegt zwischen 1 m/s und 100 m/s. Die Geschwindigkeit der "Befehlsübermittlung" mit Hilfe von Hormonen hängt von der Geschwindigkeit der Blutströmung ab.

6 Hypothalamus, Hypophyse, Schilddrüse, Nebenschilddrüse, Inselapparat der Bauchspeicheldrüse, Nebenniere, Eierstöcke, Hoden.

7 Ja. Es gibt Gewebe in bestimmten Organen (z.B. Magen, Dünndarm, Niere ...), die Hormone produzieren. Diese Hormone werden unter dem Begriff Gewebshormone zusammengefaßt.

8 Gastrin.

9 Magen (genauer gesagt: Antrumschleimhaut).

10 Rückkopplung.

11 Hypothalamus.

12 Im Hypothalamus werden die Releasing-Faktoren produziert.

13 Die Releasing-Faktoren wirken auf die Hypophyse. Unter dem Einfluß der Releasing-Faktoren werden in der Hypophyse andere Hormone produziert und freigesetzt.

14 Ist im Blut eine zu geringe Menge Thyroxin (T_4), so wird diese Abweichung vom Hypothalamus gemessen. Nach der Feststellung
eines zu geringen Thyroxinwertes (T_4) setzt der Hypothalamus
einen Releasing-Faktor frei. Dieser Releasing-Faktor gelangt
auf dem Blutwege zur Hypophyse. In der Hypophyse wird darauf-
hin das Hormon TSH (thyreoidea-stimulierendes Hormon) produziert und freigesetzt. Das TSH gelangt auf dem Blutweg zur
Schilddrüse. Die Schilddrüse wird durch das TSH zur Produktion und Freisetzung von Thyroxin (T_4) angeregt. Es gelangt
somit vermehrt Thyroxin in das Blut. Ist die Abweichung vom
Normalwert ausgeglichen, so stellt der Hypothalamus die Produktion des Releasing-Faktors ein.

15 Der Hypothalamus ist ein Teil des Zwischenhirns.

16 Zirbeldrüse.

17 Epiphyse und Corpus pineale.

18 Einige Gewebe sind mit Empfängern (Rezeptoren) für bestimmte
Hormone ausgestattet. In einem solchen Fall wirkt das Hormon
nur auf jene Gewebe (oder Organe), die über einen spezifischen Rezeptor verfügen.

2 Schilddrüse und Nebenschilddrüse

1 Thyreoidea (Glandula thyreoidea).

2 Luftröhre (Trachea).

3 Schildknorpel.

4 Thyroxin, Trijodthyronin, Kalzitonin.

5 Trijodthyronin und Thyroxin.

6 Trijodthyronin (T_3), Thyroxin (T_4).

7 Die Hormone T_3 und T_4 steigern den Stoffwechsel. Dies ist u.
a. an einer Erhöhung des Grundumsatzes, einer gesteigerten
Wärmeproduktion sowie einer Erhöhung der Herzfrequenz und
des Blutdruckes feststellbar. Beim Kind und beim Jugendlichen fördern die Hormone T_3 und T_4 im Zusammenspiel mit dem
Hypophysenhormon TSH das Wachstum.

8 Die Jodatome sind ein wesentlicher Bestandteil der Schilddrüsenhormone. So enthält das Thyroxin (T_4) 4 Jodatome.

9 Eine Struma ist eine vergrößerte Schilddrüse. Beachten Sie
bitte: Der Begriff Struma bezeichnet nur eine vergrößerte
Schilddrüse; es ist damit nichts über die Funktion der
Schilddrüse gesagt.

10 Hyperthyreose.

11 Eine Hypothyreose ist eine Unterfunktion der Schilddrüse.

12 Eine hyperthyreote Struma ist eine vergrößerte Schilddrüse
   im Zustand der Überfunktion (T_3 und T_4 erhöht).

13 Euthyreote Struma.

14 TSH (thyreoideastimulierendes Hormon).

15 Die Schilddrüse ist ungewöhnlich gut durchblutet. Sie wird
   von 4 (gelegentlich sogar von 5) Arterien versorgt.

16 N. recurrens.

17 Der Rekurrens öffnet die Stimmritze.

18 Das Kalzitonin senkt den Blutkalziumspiegel.

19 Parathormon.

20 Nebenschilddrüse (Glandula parathyreoidea).

21 Die Nebenschilddrüse besteht aus 4 einzelnen - ca. erbsgroßen
   Drüsen -, die sich an der Dorsalseite der Schilddrüse befinden.

22 Epithelkörperchen.

23 Eine Verletzung der Epithelkörperchen hat einen Kalzium-
   mangel zur Folge. Kalzium benötigt der Organismus u.a. zur
   normalen Übertragung eines Nervenimpulses auf die Muskulatur. Ist Kalzium im Blut vermindert, so kommt es zur gesteigerten Erregbarkeit der Muskulatur. Diese äußert sich
   in Muskelkrämpfen, die insbesondere im Bereich der Hände
   auftreten (Pfötchenstellung der Hände).

24 Tetanie.

25 Nein, die Tetanie ist Folge eines Kalziummangels im Blut.

26 Nein. Die häufigste Ursache einer Tetanie ist eine psychisch
   bedingte, zu oberflächliche und zu schnelle Atmung. Als Folge
   der Hyperventilation kommt es zu einem Mangel an CO_2 im Blut.
   Dies hat unmittelbar ebenfalls eine gesteigerte Erregbarkeit
   der Muskulatur zur Folge.

27 Sie sollten den Patienten in einen Beutel oder in eine Tüte
   atmen lassen. Dadurch wird das abgeatmete CO_2 wieder zurück-
   geatmet. Die Pfötchenstellung der Hände wird nach einigen
   Minuten verschwinden.

28 Gabe von Kalzium.

3 Nebennieren

1 Die Nebennieren sitzen den oberen Polen der beiden Nieren kappenartig auf.

2 Glandula suprarenalis.

3 Nein. Die Nebenniere besteht aus 2 völlig verschiedenen Organen.

4 Die Nebenniere besteht aus dem innen gelegenen Nebennierenmark und der außen gelegenen Nebennierenrinde.

5 Steroide.

6 Mineralkortikoide.

7 Aldosteron.

8 Die Mineralkortikoide haben eine wichtige Aufgabe bei der Regulation des Mineralhaushaltes (Salzhaushaltes).

9 Aldosteron sorgt für die Zurückbehaltung des Natriums (Na) und des Wassers im Körper. Gleichzeitig wird das Kalium (K) unter Einfluß des Aldosteron vermehrt ausgeschieden.

10 Bei vermehrter Aldosteronproduktion verliert der Körper vermehrt Kalium, so daß es zum Kaliummangel (Hypokaliämie) kommt. Natrium (Na) und Wasser wird vermehrt im Körper zurückbehalten. Hierdurch kommt es zu einem Anstieg des Volumens im Kreislaufsystem. Ein Hypertonus ist die Folge.

11 Niere.

12 Glukokortikoide.

13 Kortison und Kortisol.

14 Die Glukokortikoide führen zu einer Erhöhung des Blutzuckerspiegels. Man sollte sich dieser Tatsache bewußt sein, wenn ein Diabetiker mit Kortison behandelt werden muß, und so ist es erforderlich, engmaschige Blutzuckerkontrollen durchzuführen, um ein eventuelles Entgleisen des Zuckerstoffwechsels rechtzeitig zu erfassen.

15 Insulin.

16 Die Glukokortikoide hemmen den Eiweißaufbau und fördern den Eiweißabbau.

17 Die Glukokortikoide wirken antientzündlich.

18 Kortison darf nicht bei Geschwüren des Magen- oder Darmtraktes eingesetzt werden.

19 Wird Kortison in höherer Dosierung verabreicht, so stellt
   die Nebennierenrinde ihre Kortisonproduktion ein (Rückkopplung). Kortison darf nur ausschleichend abgesetzt werden. Wird Kortison abrupt abgesetzt, so steht dem Körper
   kein Kortison mehr zur Verfügung, da die Nebennierenrinde
   eine gewisse Zeit benötigt, um neues Kortison zu produzieren.

20 Männliche Geschlechtshormone.

21 Androgene.

22 Testosteron.

23 Die Androgene führen zur Ausbildung der männlichen sekundären Geschlechtsmerkmale.

24 Ja. Es muß jedoch erwähnt werden, daß bei der Frau die Ge-
   samtmenge der Androgene nur etwa 1/3 der Androgenmenge beim
   Mann beträgt. Beim Mann werden Androgene zusätzlich noch in
   den Hoden produziert.

25 Bei einer Überproduktion von Androgen kommt es bei der Frau
   zum Bartwuchs und tiefer Stimme.

26 Hypothalamus-Hypophysen-System.

27 ACTH.

28 Adrenalin und Noradrenalin.

29 Katecholamine.

30 Außer in Nebennierenmark kommen Katecholamine auch noch im
   sympathischen Nervensystem vor. Die Katecholamine sind in
   den Synapsen des Sympathikus die Überträgerstoffe!

31 Nebennierenmark und Sympathikus erscheinen nur im Leben
   nach der Geburt als verschiedene Organe. Während der Fetalzeit entsteht das Nebennierenmark aus dem Sympathikus.

32 Die Katecholamine steigern den Blutdruck.

33 Katecholamine werden bei Anstrengungen, Aufregungen, Kampf,
   Flucht, Gefahr und Streß vermehrt ausgestoßen.

34 Die Pulsfrequenz wird durch Adrenalin und Noradrenalin beschleunigt.

35 Die Katecholamine steigern die Leistungsfähigkeit des Körpers. Sie wirken im gleichen Sinn wie der Sympathikus.

4 Inselapparat des Pankreas

1 Unter dem Begriff Inselapparat des Pankreas versteht man die Gesamtheit der hormonproduzierenden Zellen in der Bauchspeicheldrüse. Die hormonproduzierenden Zellen sind innerhalb des Pankreas in kleinen Grüppchen (Inseln) angeordnet.

2 Nein. Der überwiegende Teil des Pankreas ist eine exokrine Drüse.

3 Langerhans-Inseln.

4 Insulin und Glukagon.

5 Insulin.

6 Insulin wird in den B-Zellen der Langerhans-Inseln produziert.

7 Insulin steigert die Durchlässigkeit der Zellmembran für Glukose. In der Zelle fördert Insulin die Glukoseverwertung. Dabei gewinnt die Zelle aus der Glukose Energie. Ist kein zusätzlicher Energiebedarf vorhanden, so fördert das Insulin in der Leber den Glykogenaufbau aus Glukose.

8 Nein. Insulin fördert auch die Synthese von Eiweiß und Fett.

9 Diabetes mellitus.

10 Hyperglykämie.

11 Von Glukosurie spricht man bei Auftreten von Glukose im Urin.

12 Nein. Beim Diabetiker kommt es nur zur Glukosurie, wenn der Glukosespiegel im Blut über 180 mg% steigt. In diesem Fall kann die Niere die Glukose nicht mehr vollständig rückresorbieren.

13 Man muß bedenken, daß Insulin nicht nur an der Regulation des Kohlenhydratstoffwechsels beteiligt ist, sondern auch die Synthese von Eiweiß und Fett fördert. Bei größerem Insulinmangel kommt es auch zu einer Störung des Fettstoffwechsels. Die Ketonkörper (z.B. Aceton) sind Zwischenprodukte des Fettstoffwechsels, die beim starken Insulinmangel vermehrt auftreten.

14 Die Ketonkörper führen zu einer Übersäuerung des Blutes.

15 Bei Übersäuerung sinkt der pH-Wert des Blutes.

16 Unter einer Azidose versteht man das Absinken des Blut-pH-Wertes. Das vermehrte Auftreten von Ketonkörpern ist eine der Möglichkeiten, die zur Azidose führen.

17 Polypeptide.

18 Nein. Zur Behandlung des Diabetes mellitus muß auf tierisches Insulin (Rinder- und Schweineinsulin) zurückgegriffen werden.

19 In der Regel treten bei Insulinbehandlungen keine allergischen Reaktionen auf. Wäre Insulin kein Polypeptid, sondern ein Eiweiß, so wäre die Verabreichung von tierischem Insulin wegen allergischer Reaktionen völlig ausgeschlossen.

20 Bei Insulinüberdosierungen kommt es zur Unterzuckerung (Hypoglykämie) im Blut.

21 Im hypoglykämischen Schock kommt es zu Heißhunger, nervöser Unruhe, Schwäche, Muskelzittern und später zum Bewußtseinsverlust.

22 Ist das Bewußtsein noch erhalten, so kann es durch Gabe von Zucker (z.B. Zuckerstücke, stark gesüßter Tee ...) gelingen, die Hypoglykämie zu beseitigen. Ist der Patient aber bereits stark bewußtseinsgetrübt oder gar bewußtlos, so muß Glucose i.v. verabreicht werden.

23 Glukagon steigert den Blutzuckerspiegel.

24 A-Zellen.

25 Der isolierte Ausfall von Glukagon hat keinerlei nennenswerte Folgen für den Körper; denn außer dem Glukagon wirken eine ganze Reihe von Hormonen blutzuckersteigend, z.B. Kortison, Kortisol, Adrenalin, Noradrenalin, STH usw.

5 Hormone der Keimdrüsen

1 Hoden.

2 Eierstöcke (Ovarien).

3 Gonaden.

4 Im Eierstock (Ovar) werden die Östrogene und die Gestagene produziert.

5 Die Hauptwirkung der Östrogene besteht in der Ausprägung der weiblichen Geschlechtsmerkmale.

6 Progesteron.

7 Die Gestagene werden deshalb Corpus-luteum-Hormone oder zu deutsch Gelbkörperhormone genannt, weil sie im Gelbkörper (Corpus luteum) des Eierstocks produziert werden.

8 Progesteron hemmt die weitere Follikelreifung im Eierstock
und damit erneute Eisprünge. Ferner bereitet das Progesteron
die Schleimhaut der Gebärmutter für die Einnistung des befruchteten Eies vor. Für den Anstieg der Basaltemperatur
in der 2. Zyklushälfte um ca. 0,5° C ist ebenfalls das Progesteron verantwortlich.

9 Östrogen wird vorwiegend in der ersten Zyklushälfte produziert.

10 Follikelstimulierendes Hormon.

11 Adenohypophyse.

12 Das FSH fördert die Reifung der Follikel im Ovar und steigert
die Östrogenproduktion.

13 LH.

14 In der Adenohypophyse wird in der 2. Zyklusphase vermehrt
LH produziert.

15 Luteinisierendes Hormon.

16 Androgene.

17 In Hoden und Nebennierenrinde.

18 Androgene sind für die Ausprägung der sekundären männlichen
Geschlechtsmerkmale verantwortlich.

19 Testosteron.

20 Das Testosteron wird in den Leydig-Zwischenzellen des Hodens
produziert.

21 Pubertät. Genauer gesagt: Die Pubertät wird durch die Produktion der Androgene beim Knaben ausgelöst.

22 Es unterbleibt die Vollentwicklung der männlichen Geschlechtsorgane sowie die Entwicklung der sekundären männlichen Geschlechtsmerkmale. Auffallend ist die Bartlosigkeit und die
Kastratenstimme. Es kommt auch zum Hochwuchs, weil die Epi-
physenfugen sich verspätet schließen.

23 Steroide.

6 Hypophyse

1 Vom Türkensattel (Sella turcica).

2 Adenohypophyse (Hypophysenvorderlappen),
Neurohypophyse (Hypophysenhinterlappen).

3 Vom Hypothalamus.

4 Releasing-Faktor.

5 Das thyreoideastimulierende Hormon (TSH).

6 Das adrenocorticotrope Hormon (ACTH).

7 Das follikelstimulierende Hormon (FSH) und das luteinisie-
rende Hormon (LH).

8 Gonadotropine.

9 TRF (Thyreotropin-releasing-Faktor).

10 Hyperthyreoten Struma.

11 Auf dem Blutweg, denn auch die Releasing-Faktoren sind Hormone.

12 Das somatotrope Hormon (STH)

13 1. Oxytozin, 2. Adiuretin (antidiuretisches Hormon).

14 Anregung der Wehentätigkeit (Kontraktion der Gebärmutter-
muskulator).

15 Auf die Niere (Rückresorption des Wassers).

16 Diabetes insipidus.

17 In der Nähe der Hypophyse liegt die Kreuzungsstelle des
Sehnerven. Bei Hypophysentumoren entsteht ein Druck auf
die Sehnervenkreuzung. Dadurch wird die Nervenleitung vom
Auge zum Sehzentrum blockiert.

1 Anatomie der Nieren und der ableitenden Harnorgane

1 Zu den Harnorganen werden gerechnet: die beiden Nieren, die beiden Harnleiter, die Harnblase und die Harnröhre.

2 Harnblase und Harnröhre.

3 Die Nieren liegen primär retroperitonäal.

4 Die Nieren reichen kranial bis zum 11. - 12. Brustwirbel und kaudal bis zum 2. - 3. Lendenwirbel.

5 Nebennieren.

6 Die Fettkapsel sorgt für eine lockere Befestigung der Niere mit ihrer Umgebung. Wird die Fettkapsel um die Niere abgebaut, so wird die Niere abnorm beweglich (Wanderniere!).

7 Der Nierenhilus ist die Eintrittsstelle (bzw. Austrittsstelle) der Blutgefäße und des Harnleiters.

8 Der Nierenhilus liegt an der Medialseite der Niere.

9 Nierenarterie, Nierenvene und Harnleiter.

10 Bei dem Längsschnitt durch eine Niere erkennt man außen die Nierenrinde und innen das Nierenmark.

11 Der Harn wird in den Nieren von den Nierenkelchen, die ihrerseits ins Nierenbecken münden, gesammelt.

12 Harnleiter.

13 Ureter.

14 Die Urethra ist die Harnröhre. Die Urethra sorgt für den Transport des Harns von der Blase nach außen. Die Uretern transportieren den Harn vom Nierenbecken zur Harnblase.

15 Ureterostium.

16 Rektum.

17 Gebärmutter (Uterus).

18 Miktion bedeutet Entleerung der Harnblase auf natürlichem
   Weg.

19 Beim Mann beträgt die Länge der Urethra ca. 20 - 25 cm.

20 Unmittelbar nach Verlassen der Harnblase gelangt der Urin
   in den Teil der Harnröhre, der von der Vorsteherdrüse (Prostata) umgeben ist. Beim älteren Mann stellt dieser Teil der
   Harnröhre nicht selten ein Hindernis beim Legen eines Bla-
   senkatheters dar.

21 Nein. Beim Mann ist die Urethra auch ein Teil des Transport-
   weges für die Samenzellen. Die Urethra wird daher beim Mann
   auch als Harn- oder Samen-Röhre bezeichnet.

22 Das Fassungsvermögen der Harnblase ist individuell verschieden. Im Durchschnitt wird bei einem Blaseninhalt von 400 -
   500 ml ein Entleerungsdrang ausgelöst. In Extremfällen faßt
   die Harnblase jedoch mehr als 1 l Urin.

23 A. renalis.

24 Aorta.

25 V. cava inferior (untere Hohlvene).

2 Physiologie der Nieren

1 Die Niere dient der Ausscheidung von Stoffwechselendprodukten und der Regulation der Körperflüssigkeiten (des inneren
  Milieus).

2 An Stoffwechselendprodukten werden durch die Nieren Harnstoff, Kreatinin und Harnsäure ausgeschieden. Neben den
  Stoffwechselendprodukten werden durch die Nieren aber auch
  viele Arznei- und Giftstoffe ausgeschieden.

3 Die Lunge gibt Kohlendioxid (CO_2) ab.

4 Zur Regulation der Körperflüssigkeit gehört die Aufrecht-
  erhaltung des Wassergehaltes im Körper, die Regelung des
  Salzhaushaltes und damit des osmotischen Drucks sowie die
  Regelung des Säure-Basen-Gleichgewichtes (Regulation des
  pH-Wertes).

5 Kommt es zu einem Versagen der Nierenfunktion, so häufen
  sich im Blut giftige Stoffwechselendprodukte an. Als Früh-
  symptome fallen ein Anstieg des Harnstoffs und Kreatinins
  im Blut auf. Die "Vergiftung" des Körpers an seinen eigenen Stoffwechselschlacken wird als Urämie bezeichnet.

6 Ca. 1,5 l.

7 Blutkörperchen, Eiweiße, Glukose und Aminosäuren.

8 Nephron.

9 Das Nephron besteht aus dem Glomerulus und den Harnkanälchen.

10 1 - 1,2 Millionen.

11 Der Glomerulus besteht im Prinzip aus einem Knäuel von Kapillarschlingen, die von einer dünnen Kapsel umgeben sind.

12 Bowman-Kapsel.

13 Am Glomerulus unterscheidet man den Gefäßpol und den Harnpol. Am Gefäßpol befindet sich ein zuführendes und ein abführendes Kapillargefäß. An der gegenüberliegenden Seite, dem Harnpol, beginnt das System der Harnkanälchen.

14 Im Glomerulus wird der Primärharn gebildet.

15 Der Primärharn ist ein Ultrafiltrat des Blutes. Man versteht darunter, daß der Primärharn ähnlich zusammengesetzt ist wie das Blut. Im Primärharn fehlen lediglich die großen Bestandteile des Blutes, wie Blutkörperchen und Eiweiße.

16 150 l.

17 Die Primärharnbildung im Glomerulus ist vom Blutdruck entscheidend abhängig. Die Wände der Kapillarschlingen haben gewisse "Undichtigkeiten"; durch diese Undichtigkeiten werden die kleineren Bestandteile des Blutes mittels des Blutdrucks zum Teil ausgefiltert. Man kann sich anschaulich die Kapillarschlingen des Glomerulus wie ein Sieb vorstellen, in dem die größeren Bestandteile des Blutes zurückgehalten, die kleineren jedoch durchgelassen werden.

18 Sinkt der Blutdruck unter einen bestimmten Grenzwert ab (etwa 70 mmHg systolisch), so hört in den Glomeruli die Primärharnbildung auf. Dies ist z.B. im schweren Schock der Fall.

19 Eiweiß und Erythrozyten treten bei Schädigung des Kapillarfilters im Glomerulus in nennenswerten Mengen im Urin auf. Zur Schädigung des Glomerulus kommt es z.B. bei entzündlichen Erkrankungen der Niere.

20 Die Rückresorption von 99% des Primärharns erfolgt in den Harnkanälchen.

21 Tubulussystem.

22 Proximaler Tubulus oder Hauptstück.

23 Henle-Schleife.

24 Distaler Tubulus.

25 In ein Sammelrohr münden mehrere distale Tubuli. Nachdem der
   Harn den distalen Tubulus passiert hat, hat er bereits seine
   endgültige Zusammensetzung.

26 Die Sammelrohre münden in die Nierenkelche, die ihrerseits
   in das Nierenbecken münden.

27 Nierenmark.

28 Die im Primärharn gelösten Stoffwechselendprodukte werden
   während der Tubuluspassage nicht wieder rückresorbiert.
   Ihre Konzentration wird daher zunehmend größer, da Wasser
   und andere Stoffe aus dem Primärharn rückresorbiert werden.

29 Aminosäuren und Glukose werden aktiv, d.h. unter Energie-
   aufwand, rückresorbiert. Deshalb finden sich diese Substanzen normalerweise nicht im Harn. Das gleiche Prinzip
   wendet der Körper auch bei einer Reihe anderer lebenswich-
   tiger kleiner Substanzen, die im Primärharn gelöst sind, an.

30 Große Anteile des Natriums und des Kaliums werden ebenfalls
   rückresorbiert. Um den Gesamtgehalt der Salze sowie das
   Verhältnis der einzelnen Salze zueinander konstant zu halten,
   wird ein Teil des Natriums und Kaliums nicht rückresorbiert.
   Die im Urin ausgeschiedenen Salzmengen sind von der Zusammensetzung der Nahrung abhängig.

31 Adiuretin.

32 Antidiuretisches Hormon.

33 Neurohypophyse (Hypophysenhinterlappen).

34 Diabetes insipidus.

35 Der an Diabetes insipidus Erkrankte scheidet Harnmengen bis
   zu 20 l/Tag aus.

36 Glukose wird im proximalen Tubulus aktiv rückresorbiert. Die
   Fähigkeit des proximalen Tubulus, Glukose rückzuresorbieren,
   ist jedoch begrenzt. Daher kommt es, daß ab einem gewissen
   Schweregrad des Diabetes die maximale Transportkapazität für
   Glukose überschritten wird und Glukose im Harn nachweisbar
   wird.

37 Ca. 180 mg/dl.

38 Aldosteron. Natrium wird durch Aldosteron vermehrt rückresorbiert und Kalium vermehrt ausgeschieden.

39 Nebennierenrinde.

40 Bei einer Minderdurchblutung einer Niere wird in der Niere
Renin produziert und ans Blut abgegeben. Das Renin aktiviert
im Blut das Angiotensin. Das aktivierte Angiotensin führt
zu einer vermehrten Kontraktion der Blutgefäße und damit zu
einer Erhöhung des Blutdrucks.

3 Männliche Geschlechtsorgane

1 Das männliche Geschlecht wird durch die Kombination der Geschlechtschromosomen X und Y bestimmt. Die übrigen 22 Chro-
mosomenpaare sind bei Mann und Frau identisch.

2 Weiblich.

3 Das Y-Chromosom kann nur vom Vater stammen.

4 Die primären Geschlechtsmerkmale sind die Geschlechtsdrüsen
(Gonaden). Beim Mann sind die primären Geschlechtsmerkmale
die Hoden und bei der Frau die Eierstöcke. Die Ausbildung
der Gonaden ist in der Embryonalzeit von den Geschlechtschromosomen abhängig.

5 Von echten Hermaphroditen (echte Zwitter) kann man nur sprechen, wenn sowohl Hodengewebe als auch Eierstockgewebe in
einem Körper vorhanden ist.

6 Testes.

7 Die Hoden sind (wie das Pankreas) sowohl exokrine als auch
endokrine Drüsen. Im endokrinen Anteil des Hodens werden die
männlichen Geschlechtshormone (Androgene) produziert. Die
Samenzellen (Spermien) reifen im exokrinen Anteil des Hodens heran. Sie werden durch einen Ausführungsgang nach außen
abgegeben.

8 Im Hoden werden die Androgene produziert. Das wichtigste Androgen ist das Testosteron.

9 Die Testosteronproduktion findet in den Leydig-Zwischenzellen
des Hodens statt. Der Name "Leydig-Zwischenzellen" wird aus
der Lage zwischen den Hodenkanälchen verständlich.

10 Die Hodenkanälchen sind der exokrine Anteil des Hodens. Hier
findet die Spermienproduktion statt.

11 Eine sehr wesentliche Eigenschaft der Spermien ist ihre Beweglichkeit. Das Spermium besteht aus Kopf, Mittelstück und
Schwanz. Die schlängelnde Beweglichkeit erlangt das Spermium durch den Schwanz.

12 In allen Körperzellen des Menschen findet man 23 Chromosomen-
   paare, insgesamt also 46 Chromosomen. Im reifen Spermium findet man jedoch nur den halben Chromosomensatz, insgesamt also
   23 Chromosomen.

13 Liegen in einer Zelle die Chromosomen paarweise vor, so
   spricht man vom diploiden Chromosomensatz. Eine Zelle enthält
   dann einen haploiden Chromosomensatz, wenn sie jedes Chromosom nur noch in einfacher Anzahl aufweist.

14 Eizelle.

15 Meiosis.

16 Reduktionsteilung.

17 Es ist nicht vollständig richtig, wenn man auf diese Frage
   antwortet, das Spermium enthält als Geschlechtschromosom
   das Y-Chromosom. Es ist vielmehr so, daß etwa die Hälfte
   aller produzierten Spermien das Y-Chromosom und die andere
   Hälfte das X-Chromosom enthalten.

18 Alle produzierten weiblichen Eizellen enthalten das X-
   Chromosom.

19 Der Hoden durchstößt auf seiner Wanderung von der Bauchhöhle in das Skrotum die vordere Bauchwand. Dabei entsteht
   in der Bauchwand ein schräg verlaufender Kanal: der Leistenkanal.

20 Für die Spermienreifung im Hoden ist eine Temperatur erforderlich, die um etwa 2° C tiefer liegt als die Temperatur
   in der Bauchhöhle. Spermien können also nur heranreifen,
   wenn der Hoden außerhalb der Bauchhöhle liegt, weil nur
   hier eine um 2° C niedrigere Temperatur vorhanden ist.

21 Ja. Nur die Spermienproduktion ist auf eine niedrigere Temperatur angewiesen, nicht die Testosteronproduktion.

22 Leistenhoden.

23 Die im Hoden produzierten Spermien gelangen zunächst in den
   Nebenhoden.

24 Der Nebenhoden beginnt am oberen Hodenpol (Nebenhodenkopf)
   und verläuft an der hinteren Hodenfläche nach kaudal.

25 Epididymis.

26 Im Nebenhoden erlangen die Spermien ihre volle Reifung. Die
   wesentliche Aufgabe des Nebenhodens besteht jedoch in der
   Speicherfunktion für die Spermien.

27 Vom Nebenhoden gelangen die Spermien bei der Ejakulation
   in den Samenleiter.

28 Ductus deferens.

29 Der Ductus deferens beginnt am Nebenhoden. Er verläuft durch den Leistenkanal und tritt von dorsal in die Harn-Samen-Röhre (Urethra) ein.

30 Leistenkanal.

31 Die akzessorischen Geschlechtsorgane sind Drüsen, die ein Sekret produzieren, das für die normale Spermienfunktion unerläßlich ist.

32 Vorsteherdrüse (unpaar) und Samenbläschen (paarig).

33 Prostata.

34 Die Prostata produziert ein alkalisches Sekret. Durch dieses alkalische Sekret wird der Säuregehalt in der Scheide (Vagina) neutralisiert und die Spermien erlangen ihre Beweglichkeit.

35 Im Nebenhoden herrscht ein saures Milieu. Bei saurem Milieu sind die Spermien unbeweglich. Während des Höhepunktes der sexuellen Erregung (Orgasmus) werden die Spermien infolge der Wirkung der Beckenbodenmuskulatur sowie der glatten Muskulatur des Ductus deferens aus dem Nebenhoden durch den Ductus deferens in die Urethra gepreßt. Hier vermischen sich die Spermien mit dem alkalischen Sekret der Prostata. In dem alkalischen Milieu werden die Spermien beweglich.

36 Es kommt dadurch zu einer Abflußbehinderung des Harns aus der Blase.

37 Der Energielieferant der Spermien ist die Fructose.

38 Die Fructose wird in den Samenbläschen (Bläschendrüsen) gebildet. Fructose muß in ausreichender Menge im Ejakulat vorhanden sein, damit die Spermien beweglich sind und damit die Befruchtung ermöglicht wird.

39 Ca. 2 - 4 ml.

40 In einem normalen Ejakulat befinden sich zwischen 60 - 100 Millionen Spermien.

41 Unter Kastration versteht man die Wegnahme der Gonaden, beim Mann also die Wegnahme der Hoden, bei der Frau die Wegnahme der Eierstöcke.

42 Die beidseitige Unterbindung des Ductus deferens ist eine Sterilisation. Hierbei bleibt die Fähigkeit des Mannes zum Geschlechtsverkehr erhalten. Im Ejakulat befinden sich jedoch keine Spermien. Eine Fortpflanzung ist dadurch unmöglich.

43 Die Impotentia generandi bedeutet die Unfähigkeit zur Fortpflanzung bei erhaltener Fähigkeit zum Geschlechtsverkehr.
   Die Sterilisation ist nur eine Ursache der Impotentia generandi.

44 Impotentia coeundi.

4 Eierstock

1 Ovar.

2 Das Ovar liegt intraperitoneal.

3 Mesovar.

4 Der Primärfollikel ist die Eizelle mit der umgebenden ein-
   schichtigen Epithellage.

5 In beiden Ovarien ca. 400 000 Primärfollikel.

6 1. FSH = Follikelstimulierendes Hormon,
   2. LH = Luteinisierendes Hormon.

7 Gonadotropine.

8 Follikelhormone (Östrogene) und Gestagene (Gelbkörperhormone,
   z.B. Progesteron).

9 1. Entwicklung der weiblichen Geschlechtsmerkmale,
   2. Aufbau der Uterusschleimhaut,
   3. Beeinflussung der psychischen Reaktionsweise,
      Beeinflussung des sexuellen Verhaltens.
      (Im Tierreich lösen die Östrogene die Brunst aus).

10 Weil es im Epithelgewebe des Follikels produziert wird.

11 Kurz vor der Ovulation.

12 Ovulation = "Eisprung" = Follikelsprung = Ausstoßung der
   Eizelle mit Resten des Follikelepithels.

13 Der Sekundärfollikel ist im Gegensatz zum Primärfollikel mit
   mehrschichtigem Epithel umgeben.

14 Graaf-Follikel.

15 Tertiärfollikel.

16 Tube.

17 Die Tube ist an <u>keiner</u> Stelle mit dem Ovar verwachsen. Sie legt sich an die Stelle, wo der Follikelsprung stattfinden wird, an. Bei Versagen dieses Mechanismus ist eine Bauchhöhlenschwangerschaft möglich.

18 In der Gebärmutter (genauer gesagt: im Übergang vom mittleren zum oberen Gebärmutterdrittel).

19 In einer Erweiterung des oberen Tubendrittels (Ampulle der Tube).

20 Die Follikelreste bilden sich zum Gelbkörper um.

21 Corpus luteum.

22 Das LH (<u>l</u>uteinisierende <u>H</u>ormon) der Adenohypophyse.

23 Die Gestagene (Gelbkörperhormone, z.B. das Progesteron).

24 1. Vorbereitung der Uterusschleimhaut für die Einnistung des befruchteten Eies,
2. Erhöhung der Körpertemperatur um ca. $0,5^{\circ}$ C.
3. Verhinderung weiterer Ovulationen.

25 Die Erhöhung der Basaltemperatur wird durch das Progesteron bewirkt. Das Progesteron wird im Corpus luteum produziert. Das Corpus luteum muß nach der Ovulation zunächst aus dem zurückgebliebenen Follikelepithel aufgebaut werden.

26 Weil das Progesteron weitere Ovulationen verhindert. Ein weiterer antikonzeptiver Effekt des Progesterons besteht darin, daß der Zervixschleim für die Spermien praktisch undurchdringlich wird.

27 Etwa 6 - 12 h.

28 Im Durchschnitt 1 - 3 Tage. In seltenen Fällen jedoch auch 5 - 6 Tage.

29 Menstruation.

30 Menarche.

31 Menopause (auch Klimakterium).

5 Gebärmutter

1 Uterus.

2 Der Uterus dient als Einnistungsstätte des befruchteten Eies,
er ist an der Versorgung des sich entwickelnden Kindes beteiligt, während der Geburt sorgt im wesentlichen die Gebärmut-
termuskulatur für die Austreibung des Kindes.

3 Der Uterus hat etwa Birnengröße.

4 Der Uterus grenzt ventral an die Harnblase.

5 Der Uterus grenzt dorsal an das Rektum.

6 Douglas-Raum.

7 Der Douglas-Raum ist der tiefste Punkt des Peritoneums. Entzündliche Prozesse in der Bauchhöhle (z.B. durchgebrochene
Wurmfortsatzentzündung, Eileiterschwangerschaft ...) können
zu Eiter- und Blutansammlungen im Douglas-Raum führen.

8 Der Douglas-Raum kann durch das hintere Scheidengewölbe punk-
tiert werden.

9 Fundus (uteri), Corpus (uteri), Cervix (uteri).

10 An der Grenze zwischen Fundus und Korpus münden die Eileiter
(Tuben) in den Uterus. An dieser Stelle ist auch das Lig.
teres am Uterus befestigt. Diese Region wird als Tubenwinkel
bezeichnet.

11 Portio.

12 Gebärmutterhöhle.

13 Die Gebärmutterhöhle steht mit den beiden Eileitern (Tuben)
in Verbindung. Durch die Tuben gelangt das befruchtete Ei
in die Gebärmutterhöhle.

14 Endometrium, Myometrium, Perimetrium.

15 Während der Schwangerschaft nimmt das Myometrium erheblich
an Umfang zu. Das Myometrium ist die Muskelschicht des Uterus. Während der Geburt wird die Austreibung des Kindes im
wesentlichen durch die Kontraktion ("Wehen") des Myometriums
bewirkt.

16 Im Perimetrium verlaufen die ernährenden Gefäße des Uterus.

17 Endometrium.

18 Implantation oder Nidation.

19 Lig. teres.

20 Das Lig. teres zieht durch den Leistenkanal.

21 Lymphbahnen.

22 Mit dem Lig. teres ziehen Lymphbahnen durch den Leistenkanal
der Frau. Da das Lig. teres am Übergang von Fundus zu Korpus
am Uterus entspringt, siedeln sich Karzinome dieser Region
in die Lymphbahnen ab, die mit dem Lig. teres durch den Leistenkanal verlaufen.

6 Menstruationszyklus

1 Endometrium.

2 Proliferationsphase. In dieser Phase wird das Endometrium,
das während der Regelblutung weitgehend abgestoßen worden
ist, wieder neu aufgebaut.

3 Das im Ovar produzierte Östrogen (Follikelhormon).

4 Durch das in der Adenohypophyse produzierte Hormon FSH
(follikelstimulierendes Hormon).

5 Im Ovar findet während dieser Zeit die Follikelreifung statt,
d.h. die Reifung der Primärfollikel zu Sekundär- und Tertiärfollikel.

6 Sekretionsphase.

7 Das Endometrium bereitet sich in der Sekretionsphase für die
Aufnahme des befruchteten Eies vor.

8 Während des letzten Teiles der Sekretionsphase beginnen die
Drüsen des Endometriums Nährstoffe abzusondern (zu sezernie-
ren).

9 Ovulation (Eisprung).

10 Die Gelbkörperhormone oder Gestagene (z.B. Progesteron).

11 Im Gelbkörper des Ovars (Corpus luteum).

12 Das Hormon der Adenohypophyse LH (luteinisierendes Hormon).

13 Corpus luteum.

14 Dann stirbt das unbefruchtete Ei ab. Es wird während der
Regelblutung mit dem größten Teil des Endometriums abgestoßen.

15 Beim Ablösen des Endometriums werden zahlreiche Blutgefäße
   eröffnet, aus denen es blutet.

16 Ca. 28 Tage.

17 Nein. Die Sekretionsphase dauert immer ziemlich konstant 14
   Tage, gleichgültig wie lange der Zyklus insgesamt dauert.

18 Durch Messung der Basaltemperatur.

19 Dies ist eine Wirkung des im Gelbkörper produzierten Progesterons.

20 Dann wird das Endometrium nicht abgestoßen (die Menstruation
   bleibt aus), sondern es setzt seinen Aufbau fort. In der
   Frühschwangerschaft wird die Ernährung des heranreifenden
   Kindes durch das Endometrium bewirkt.

21 Hat eine Nidation im Endometrium stattgefunden, so bildet
   sich im Ovar der Gelbkörper nicht zurück. Im Gelbkörper
   werden weiterhin die Gestagene gebildet. Hierdurch wird
   sehr zuverlässig das Heranreifen weiterer Follikel verhindert. Eine Ovulation bei bestehender Schwangerschaft kann
   daher nicht stattfinden.

22 Die Menarche ist die erste Regelblutung.

23 Klimakterium.

7 Von der Befruchtung zur Implantation

1 Unter der Befruchtung versteht man die Vereinigung der männlichen Samenzelle mit der weiblichen Eizelle. Dabei verschmelzen die haploiden Chromosomensätze der Keimzellen zu
  einem diploiden Chromosomensatz.

2 In der Ampulle der Tube (oberes Tubendrittel).

3 Ontogenese.

4 Phylogenese ist die Stammesentwicklung (z.B. die stammes-
  geschichtliche Entwicklung des Menschen). Ontogenese ist
  die Entwicklung eines Individuums.

5 Die Eizelle ist von einer "Hülle", der Zona pellucida, umgeben. Die Zona pellucida ist für Spermien passierbar. Hat
  jedoch das erste Spermium die Zona pelludica durchdrungen
  und ist in die Eizelle gelangt, so wird die Zona pelludica
  schlagartig für alle weiteren Spermien unpassierbar.

6 Zygote.

7 Furchung oder Furchungsteilung.

8 Bei jeder Furchungsteilung verdoppelt sich die Zellzahl.
Die Gesamtgröße der Zellen bleibt dabei in etwa konstant;
die Größe einer einzelnen Zelle nimmt dabei ständig ab.
Hat sich die Zygote eine Zeitlang geteilt, so hat sie das
Aussehen einer Maulbeere. Dieses Stadium heißt Morula.

9 Blastula.

10 Embryoblast.

11 Aus dem Embryoblast entwickelt sich im wesentlichen der
Embryo. Die Entwicklung zum Embryo erfolgt dabei über das
Stadium der zweiblättrigen Keimscheibe (Ektoderm, Entoderm)
und der dreiblättrigen Keimscheibe (Ektoderm, Mesoderm, Entoderm).

12 Trophoblast.

13 Aus dem Trophoblast entwickeln sich im wesentlichen jene
Gebilde, die der Versorgung des Embryos dienen.

14 Die befruchtete Eizelle wird in der Tube durch die Kontraktion der Wandmuskulatur in Richtung Uterus befördert.

15 Unter Implantation versteht man die Einnistung des befruchteten Eies in die Schleimhaut der Gebärmutter.

16 Nidation.

17 Blastulastadium.

18 Die Blastula nistet sich normalerweise in der Vorder- oder
Rückfläche des oberen Uterusdrittels ein.

19 Unter einer extrauterinen Gravidität versteht man eine
Schwangerschaft, die sich außerhalb der Gebärmutter entwickelt.

20 Die befruchtete Eizelle kann sich im Prinzip außerhalb des
Uterus an jeder Stelle in der Bauchhöhle einnisten. So können sich extrauterine Graviditäten im Eileiter (Eileiter
schwangerschaft), im Eierstock, im Douglas-Raum oder an jeder anderen Stelle in der freien Bauchhöhle entwickeln.

21 Bei der Implantation im unteren Uterusdrittel entwickelt
sich die Schwangerschaft zunächst normal. Die Plazenta
(Mutterkuchen) kommt jedoch an eine falsche Stelle zu liegen. Die Öffnung des inneren Muttermundes wird durch die
Plazenta verlegt. Man nennt diese Erkrankung Placenta praevia. Bei einer Placenta praevia droht Mutter und Kind in
den letzten Schwangerschaftsmonaten - spätestens jedoch bei
Geburtsbeginn - größte Blutungsgefahr durch Ablösen des Pla-
zentalappens.

22 HCG (humanes Chorion-Gonadotropin).

1 Aufbau des Nervensystems

1 Das endokrine System (Hormonsystem) und das Nervensystem.

2 Die in den endokrinen Drüsen produzierten Hormone gelangen auf dem Blutweg zu ihrem Bestimmungsort. Bis zum gewünschten Wirkungseintritt vergeht vergleichsweise viel Zeit. Ihre Wirkungsdauer ist jedoch recht lange. Im Nervensystem werden "Nervenimpulse" sehr schnell auf vorgegebene Bahnen (Nervenbahnen) zu ihrem Bestimmungsort geleitet.

3 Neuron.

4 Ein Neuron ist eine Nervenzelle mit der Gesamtheit ihrer Fortsätze.

5 Nervenfaser.

6 Neurit und Axon.

7 Ein Neuron hat 1 Neuriten (Axon).

8 Dentriten.

9 Jedes Neuron hat zahlreiche (oft über 100) Dentriten.

10 Synapsen.

11 Nein. Synapsen kommen nicht nur zwischen einzelnen Neuronen vor. Man findet Synapsen auch zwischen Neuriten und Muskelfasern sowie zwischen Neuriten und Drüsenzellen. Die Synapse zwischen Neurit und Muskelfaser hat sogar einen eigenen Namen: motorische Endplatte.

12 Nein. Das kennzeichnende Merkmal einer Synapse ist der synaptische Spalt.

13 Nehmen wir als Beispiel eine synaptische Verbindung zwischen dem Neuriten des 1. Neurons und einem Dentriten des 2. Neurons: Bekanntlich kann der "Nervenimpuls" von dem Neuriten die Synapse nicht einfach überspringen und so zum Dentriten des 2. Neurons gelangen. Der "Nervenimpuls" in dem Neuriten setzt bei seinem Eintreffen in der Synapse einen Überträgerstoff frei. Dieser Überträgerstoff diffundiert durch den synaptischen Spalt bis zu dem Dentriten. Hier wird nun ein neuer "Nervenimpuls" hervorgerufen.

14 Acetylcholin. Das Acetylcholin ist jedoch keineswegs der
   einzig mögliche Überträgerstoff.

15 Im Bereich der Synapse ist das Nervensystem wie auch das
   Hormonsystem auf einen chemischen Stoff angewiesen, der
   eine "Botenfunktion" erfüllt. Die Entfernung, die der Überträgerstoff jedoch in der Synapse zurücklegen muß, ist nur
   mit dem Elektronenmikroskop überhaupt zu sehen. Der synaptische Spalt ist so schmal, daß er mit einem normalen Licht-
   mikroskop überhaupt nicht zu erkennen ist.

16 Nein, die Synapse wirkt wie ein "Gleichrichter". Dies läßt
   sich folgendermaßen erklären: Der Überträgerstoff ist in
   den synaptischen Bläschen gespeichert. Die synaptischen
   Bläschen finden sich jedoch nur auf einer Seite der Synapse.
   Daher kann nur ein Nervenimpuls, der auf der Seite der synaptischen Bläschen die Synapse erreicht, zur Freisetzung des
   Überträgerstoffs führen.

17 Zentrales Nervensystem und peripheres Nervensystem.

18 ZNS.

19 Das ZNS besteht aus Gehirn und Rückenmark.

20 Das ZNS besteht aus ca. 10 Milliarden Neuronen.

21 Graue Substanz.

22 Während sich in der grauen Substanz vorwiegend Nervenzellen
   (mit Zellkernen) befinden, sind in der weißen Substanz vorwiegend die Nervenfasern (Neuriten) lokalisiert.

23 Neuroglia.

24 Peripheres Nervensystem.

25 Ein Nerv ist ein Bündel von Nervenfasern (Neuriten).

26 Nein. Nervenfaser und Nerv sind keineswegs identisch. Noch
   einmal zur Beachtung: Die Nervenfaser ist der lange Fortsatz eines Neurons; der Nerv ist ein Bündel von vielen Nervenfasern (Neuriten)

27 N. ischiadicus, N. phrenicus, N. vagus.

28 Zwölf.

29 32 - 34.

30 Motorische Nervenfasern.

31 Der "Nervenimpuls" in einem motorischen Neuron verläuft vom
   ZNS zur Peripherie (d.h. vom ZNS zum Muskel).

32 Efferente Nervenfasern.

33 Solche Nervenimpulse müssen von der Peripherie (z.B. von
   Sinnesorganen) zum ZNS verlaufen.

34 Afferente Nervenfasern.

35 Sensible Nervenfasern.

36 Nein. Dies ist zwar eine sehr wesentliche Aufgabe, die Ver-
   mittlung von Informationen aus unserem eigenen Körper (Innenwelt) ist aber genauso bedeutsam.

37 Die Wichtigkeit der Innenweltwahrnehmung sei am Beispiel der
   Schmerzempfindung verdeutlicht: Der an Gallensteinen leiden-
   de Mensch wird nach einem Diätfehler durch Schmerzen (Gal-
   lenkolik) auf seinen Fehler "aufmerksam" gemacht. Die Schmerzempfindung bei Erkrankung von inneren Organen ist jedoch nur
   ein Beispiel von vielen. Im Nervensystem werden weit mehr
   Daten aus der Innenwelt gesammelt und kontinuierlich über-
   wacht als das in einem modernen Krankenhauslabor möglich ist:
   Blutdruck, Puls, Salzgehalt, Nährstoffgehalt, Wassermenge,
   pH-Wert, CO_2-Gehalt, O_2-Gehalt, Hormonwerte usw.

38 Die Steuerung eines Skelettmuskels ist willkürlich, die eines
   glatten Muskels hingegen unwillkürlich.

39 Willkürliches Nervensystem und unwillkürliches Nervensystem.

40 Zerebrospinales Nervensystem.

41 Autonomes Nervensystem (oder auch vegetatives Nervensystem).

42 Ja. Gehirn und Rückenmark sind die Zentralstelle sowohl für
   das autonome als auch das zerebrospinale Nervensystem.

43 Sympathikus und Parasympathikus.

44 Nein. Der Vagus ist ein – wenn auch der weitaus größte –
   Teil des Parasympathikus.

45 Die Nervengeschwindigkeit liegt zwischen 1m/s und über
   100 m/s.

46 Genau genommen hängt die unterschiedliche Nervenleitgeschwin-
   digkeit von vielen Faktoren ab. Entscheidend ist jedoch, ob
   eine Nervenfaser markhaltig oder marklos ist. Nervenfasern,
   die von einer Markscheide umgeben sind, haben wesentlich höhere Nervenleitgeschwindigkeiten als marklose Nervenfasern.

47 Multiple Sklerose.

2 Rückenmark

1 Gehirn und Rückenmark.

2 Am Foramen magnum der Schädelbasis.

3 In das verlängerte Mark (Medulla oblongata).

4 L_1/L_2.

5 Beim Fetus entspricht die Rückenmarkslänge der Länge der Wirbelsäule. Später wächst die Wirbelsäule wesentlich schneller als das Rückenmark, so daß das Rückenmark mit zunehmendem Alter höher im Wirbelkanal endet.

6 Im Wirbelkanal.

7 Der Wirbelkanal entsteht aus den Wirbellöchern. Das Wirbelloch wird ventral gebildet vom Wirbelkörper, lateral und dorsal vom Wirbelbogen.

8

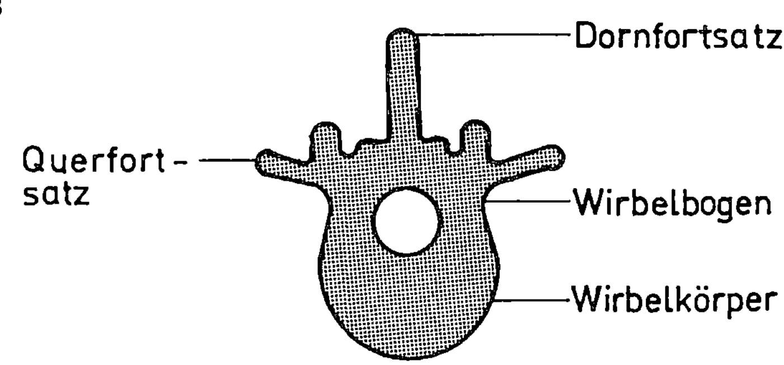

9 Ja. Deshalb heißen die Meningen auch korrekt zu deutsch "Hirn-Rückenmarks-Häute".

10 Hart Hirnhaut, Spinngewebshaut, weiche Hirnhaut.

11 Dura mater.

12 Arachnoidea.

13 Zwischen harter und weicher Hirnhaut.

14 Pia mater.

15 Die Pia mater liegt dem Gehirn und dem Rückenmark <u>unmittelbar</u> auf!

16 Es wird der Zusatz ..... spinalis angehängt, z.B. Dura mater spinalis.

17 Die Dura mater liegt dem Knochen unmittelbar an.

18 Bis L_1/L_2. Die Pia mater spinalis bedeckt unmittelbar das
Rückenmark. Das RM endet beim Erwachsenen bei L_1/L_2.

19 Bis S_2 (d.h. beim 2. Sakralwirbel).

20 Bis S_2. Die Arachnoidea verläuft überall wie die Dura mater.

21 Innen: graue Substanz; außen: weiße Substanz.

22 Der Zentralkanal.

23 Liquor.

24 Aus einer Ansammlung von Nervenzelleibern (Soma der Nervenzellen).

25 Aus Neuriten.

26 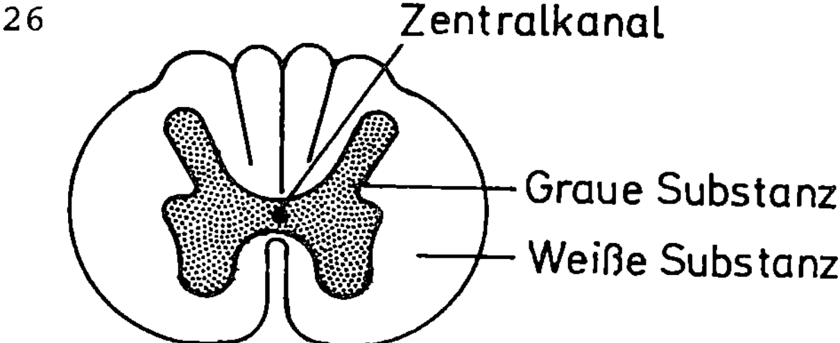

27 Dorsaler Anteil der grauen Substanz.

28 Hier enden die afferenten Nervenfasern.

29 Beginn der efferenten (motorischen) Nervenfasern.

30 Im Seitenhorn.

31 Durch Vereinigung der dorsalen (efferenten) und der ventralen (efferenten) Nervenwurzeln.

32 Im Zwischenwirbelloch (Foramen intervertebrale).

33 32 - 34 Paare.

34 Halsmark   8 Paare,
   Thoralmark   12 Paare,
   Lendenmark   5 Paare,
   Sakralmark   5 Paare,
   Kokzygealmark   2 - 4 Paare.

35 Das 1. Spinalnervenpaar tritt bereits zwischen Hinterhauptsbein (Os occipitale) und Atlas aus.

36 Zwischen Arachnoidea und Pia mater (gilt für Gehirn und RM).

37 Der äußere Liquorraum stellt ein Flüssigkeitskissen zwischen Knochen und ZNS dar. Der Liquor hat u.a. Schutzfunktion.

38 Kaudal von L_3.

39 Die Dura mater und Arachnoidea.

40 Ektoderm.

41 Eine Einfaltung des Ektoderms. Diese sieht im Querschnitt wie eine Rinne aus.

42 Neuralrohr.

43 Nein. Die Neuralrinne schließt sich im kranialen Anteil früher (etwa am 25. Tag) als am kaudalen Anteil (etwa am 27. Tag) des Rückenmarkes.

44 Spina bifida.

3 Reflexe

1 Eigenreflexe, Fremdreflexe, pathologische Reflexe, bedingte Reflexe.

2 Eigenreflexe.

3 Patellarsehnenreflex (PSR).

4 Zur Auslösung des Patellarsehnenreflexes (PSR) klopft man mit dem Reflexhammer auf die Sehne unterhalb der Patella. Dabei kommt es zu einer Zuckung des vierköpfigen Oberschenkelmuskels.

5 Bei den Eigenreflexen ist der Ort der Reflexauslösung und der Reflexbeantwortung in einem Organ (Muskel).

6 Der Eigenreflex besteht aus genau 2 Neuronen und genau 1 Synapse.

7 Der Eigenreflex heißt auch monosynaptischer Reflex.

8 Afferentes Neuron.

9 Das afferente Neuron verläuft in der dorsalen Wurzel. Noch einmal zur Erinnerung: In der dorsalen Wurzel verlaufen die afferenten (sensiblen) Fasern, in der ventralen Wurzel verlaufen die efferenten (motorischen) Fasern.

10 Spinalganglion.

11 Unter einem Ganglion versteht man eine Ansammlung von Nervenzellen außerhalb des Zentralnervensystems (ZNS).

12 Das afferente Neuron besteht aus einer Nervenzelle mit Zellkern und 2 langen Fortsätzen.

13 Bipolare Neuronen.

14 Der Zelleib und der Zellkern des bipolaren Neurons liegt im
   Spinalganglion.

15 Das efferente Neuron leitet die Erregung vom Rückenmark zum
   Muskel. Trifft der "Reiz" von dem efferenten Neuron kommend
   im Muskel ein, so kommt es zur Muskelkontration.

16 Das efferente Neuron eines Eigenreflexes endet im Muskel.
   Noch einmal zur Erinnerung: Efferente Neuronen leiten die
   Erregung vom Rückenmark zur Körperperipherie.

17 Achillessehnenreflex, Bizepssehnenreflex und Trizepssehnen-
   reflex.

18 Der Achillessehnenreflex wird ausgelöst durch einen Schlag
   auf die Achillessehne. Der "Reiz" wird über das afferente
   Neuron zum Rückenmark geleitet. Dort wird die Erregung über
   eine Synapse auf das efferente Neuron übertragen. Das efferente Neuron leitet die Erregung zum Wadenmuskel. Der Wadenmuskel kontrahiert sich und die Achillessehne überträgt die
   Kraft auf das Fersenbein.

19 Die Eigenreflexe verlaufen in unterschiedlichen Abschnitten
   im Rückenmark. Wird nur ein Eigenreflex geprüft, so ergibt
   dies ein unvollständiges Bild über den Zustand des Rückenmarks. Für die Prüfung des Sakralmarks löst man den Achillessehnenreflex aus, der Patellarsehnenreflex verläuft durch
   das Lumbalmark, der Trizeps- und Bizepsreflex verläuft durch
   das Halsmark.

20 Bandscheibenprolaps.

21 Beim Fremdreflex liegen die Empfangsstelle des Reizes und
   die ausführende Stelle in verschiedenen Organen. So dient
   beim Fremdreflex zumeist die Haut als Empfangsstelle des
   Reizes, während ein Muskel als Ausführungsstelle dient.

22 Bauchdeckenreflex und Kremasterreflex.

23 Der Bauchdeckenreflex wird durch Bestreichen der Bauchhaut
   mit einer Nadel ausgelöst. Ist der Bauchdeckenreflex vorhanden, so kommt es beim Bestreichen der Bauchhaut mit
   einer Nadel zu einer Zuckung in der Bauchmuskulatur.

24 Bestreicht man mit einer Nadel die Innenseite des Oberschenkels, so kann man eine Bewegung des Hodens in Richtung Leistenkanal beobachten.

25 Der M. cremaster verläuft mit dem Ductus deferens, der Hodenarterie und Hodenvene im Leistenkanal.

26 Die Fremdreflexe bestehen aus mindestens 3 Neuronen.

27 Nein. Da die Fremdreflexe aus mindestens 3 Neuronen bestehen, müssen auch mindestens 2 Synapsen zwischengeschaltet sein.

28 Der Eigenreflex verläuft durch einen Abschnitt (Segment) des Rückenmarks. Viele Fremdreflexe verlaufen durch mehrere Rückenmarkssegmente.

29 Die Reflexe ermöglichen dem Organismus eine schnelle und unbewußte Anpassung an eine sich ändernde Körperhaltung und Bewegung.

30 Unter einem pathologischen Reflex versteht man nicht etwa das Fehlen eines Eigen- oder Fremdreflexes. Von pathologischen Reflexen spricht man vielmehr, wenn neue, beim Gesunden nicht vorhandene Reflexe auslösbar werden.

31 Babinski-Reflex.

32 Ist der Babinski-Reflex auslösbar, so kommt es beim Bestreichen der lateralen Fußsohle zu einer Hebung der Großzehe.

33 Der Babinski-Reflex ist z.B. auslösbar nach einem Apoplex.

34 Ein bedingter Reflex ist eine Form des Lernens. Beim bedingten Reflex werden 2 Dinge, die an sich nichts miteinander zu tun haben, miteinander verknüpft. Diese recht abstrakte Formulierung soll an einem berühmten Versuch erläutert werden: Läßt man stets eine Glocke ertönen, bevor man einem Hund das Futter reicht, so stellt man eine Magensaftsekretion auch dann fest, wenn nach einiger Zeit nur noch die Glocke geläutet wird.

35 Pawlow.

4 Gehirn (Übersicht)

1 Das ZNS besteht aus Gehirn und Rückenmark.

2 Das Gehirn liegt der Schädelbasis auf.

3 Das Rückenmark tritt im sog. großen Loch (Foramen magnum) in das Gehirn ein. Das Foramen magnum ist somit die äußerlich erkennbare Grenzstelle zwischen Gehirn und Rückenmark.

4 In der Schädelbasis findet man zahlreiche Löcher, durch die
  Blutgefäße oder Nerven ein- oder austreten. Das Foramen
  magnum ist nur ein – wenn auch das größte – Loch der Schädelbasis. Als Beispiel für eine weitere Öffnung in der Schädelbasis sei der Sehnervenkanal erwähnt: Durch den Sehnervenkanal tritt der Sehnerv (N. opticus) in die Augenhöhle
  ein.   \

5 Meningen.

6 Meningitis.

7 Das Gehirn entwickelt sich beim Embryo aus 5 Hirnbläschen.
  Beim voll ausgereiften Gehirn kann man 5 große Hirnab-
  schnitte unterscheiden, die sich aus den 5 Hirnbläschen
  entwickelt haben.

8 Medianschnitt (Schnittebene durch die Körpermitte in ventral-
  dorsaler Richtung).

9 Im Bereich des Foramen magnum geht das Rückenmark in das
  verlängerte Mark über.

10 Medulla oblongata.

11 Bei oberflächlicher Betrachtung des Gehirns am Medianschnitt
   kann man die Medulla oblongata sehr leicht mit dem Rückenmark verwechseln.

12 Kranial der Medulla oblongata liegt das Hinterhirn.

13 Metencephalon.

14 Das Metencephalon besteht aus dem Kleinhirn und der Brücke.

15 Die Bezeichnung "Cerebrum" bedeutet das Gehirn als Ganzes.
   Cerebellum hingegen ist die anatomische Bezeichnung für das
   Kleinhirn.

16 Bei Patienten, deren Kleinhirn zerstört ist, kommt es zu erheblichen Gleichgewichtsstörungen sowie zu einem Mangel an
   Muskelkoordination. Dies äußert sich an einem unsicheren,
   schwankenden Gang sowie an einem starken Zittern zu Beginn
   einer Bewegung (Intentionstremor).

17 Das Kleinhirn ist zum einen die Sammelstelle von Nervenimpul-
   sen, die aus dem Innenohr (Gleichgewichtsorgan) zum Gehirn
   gelangen. Zum anderen ist das Cerebellum ein Kontrollorgan
   für die Feinabstimmung der motorischen Funktionen. Vom Großhirn wird eine bestimmte Bewegung veranlaßt. Dem Kleinhirn
   ist es zu verdanken, daß jede einzelne Muskelgruppe, die an
   dieser Bewegung beteiligt ist, genau aufeinander abgestimmt
   (koordiniert) wird. Folgendes Gedankenexperiment soll dies
   noch verdeutlichen: Sie wollen nach einem vor Ihnen auf dem
   Tisch liegenden Bleistift greifen. Sollte just in diesem
   Augenblick Ihr Kleinhirn ausfallen, so würden Sie zunächst

einmal unter erheblichem "Anfangszittern" (Intentionstremor) nach dem Bleistift greifen. Mit großer Wahrscheinlichkeit würden Sie jedoch auch an dem Bleistift vorbeigreifen, da die Muskelkoordination, die für die Feinabstimmung der Muskulatur erforderlich ist, wegfällt. Zusätzlich muß jedoch auch erwähnt werden, daß Sie Schwierigkeiten hätten, gerade auf dem Stuhl sitzen zu bleiben, da auch Ihr Gleichgewichtssystem seine oberste Zentrale verloren hat.

18 Mesencephalon.

19 Im Mesencephalon gibt es 2 sehr wichtige Kerngebiete: den roten Kern und den schwarzen Kern.

20 Nucleus ruber.

21 Substantia nigra.

22 Acetylcholin.

23 Dopamin.

24 Bei Dopaminmangel in der Substantia nigra – oder auch bei einer Zerstörung der Substantia nigra – kommt es zu einem Zittern der Hände in Ruhe (Ruhetremor) sowie zu einer zunehmenden Muskelstarre, die sich in einem maskenhaften Gesichtsausdruck und ruckhaften Bewegungen (Rigor) äußert.

25 Parkinson-Syndrom.

26 Zwischenhirn.

27 Das Zwischenhirn befindet sich zwischen den beiden Großhirnhälften.

28 Diencephalon.

29 Das Diencephalon besteht aus der Epiphyse, dem Thalamus, dem Hypothalamus und der Neurohypophyse.

30 Die Neurohypophyse produziert die Hormone Oxytozin ("Wehenanregung") und Adiuretin ("Wasserrückresorption im distalen Nierentubulus").

31 Zum Diencephalon wird nur die Neurohypophyse gerechnet, da die Adenohypophyse nicht aus Nervengewebe, sondern aus Epithelgewebe besteht.

32 Im Hypothalamus befinden sich die übergeordneten Zentren des vegetativen Nervensystems. Unter anderem befinden sich im Hypothalamus die Zentren für die Wärmeregulation, Wasserhaushalt, Wach- und Schlafrhythmus und die Genitalfunktion. Im Hypothalamus werden ferner die Releasing-Hormone produziert, die auf dem Blutwege zur Adenohypophyse gelangen und dort die Freisetzung von Hypophysenhormonen bewirken.

33 Endhirn.

34 Telencephalon.

35 Hemisphären.

36 Das Telencephalon besteht aus den beiden Hemisphären und dem
   Riechhirn.

37 Hirnstamm.

38 Die Hirnventrikel sind die mit Hirn-Rückenmarks-Flüssigkeit
   ausgefüllten Kammern des Gehirns.

39 Vier.

40 Die 4 Hirnventrikel werden mit römischen Zahlen von I - IV
   numeriert. Dabei beginnt man die Numerierung bei den beiden
   Seitenventrikeln. Der rechte und der linke Ventrikel entspricht also dem I. und II. Ventrikel.

41 Unter dem Liquor wird die Hirn-Rückenmarks-Flüssigkeit verstanden. Liquor befindet sich in den 4 Hirnventrikeln, im
   Zentralkanal des Rückenmarks sowie außen um das ZNS zwischen
   der Pia mater und der Arachnoidea. Normaler Liquor ist eine
   wasserklare Flüssigkeit, die ähnlich wie die Lymphe zusammengesetzt ist.

42 Das Gehirn deckt seinen Energiebedarf nahezu ausschließlich
   aus Glukose. Bei Unterzuckerung des Blutes (Hypoglykämie)
   kommt es daher sehr rasch zu einem Bewußtseinsverlust.

43 Das Gehirn wird von 4 Arterien mit Blut versorgt, rechte
   und linke A. carotis interna sowie die rechte und linke
   A. vertebralis.

44 Unter der Blut-Hirn-Schranke versteht man ein "Filtersystem",
   das nur bestimmte Stoffe aus dem Blut in das Gehirn über-
   treten läßt. Die Kenntnis der Blut-Hirn-Schranke ist für das
   Verständnis der medikamentösen Therapie von Erkrankungen
   des ZNS sehr wesentlich: So genügt es beispielsweise nicht,
   daß ein Antibiotikum bei einer entzündlichen Erkrankung des
   Gehirns die Erreger abtötet. Es muß darüber hinaus auch die
   Blut-Hirn-Schranke passieren können, eine Eigenschaft, die
   nur wenige Antibiotika besitzen (z.B. Penicillin).

45 Elektroenzephalogramm.

46 EEG.

5 Endhirn

1 Verlängertes Mark: Medulla oblongata; Hinterhirn: Metencephalon; Mittelhirn: Mesencephalon; Zwischenhirn: Diencephalon; Endhirn: Telencephalon.

2 Großhirn.

3 Die beiden Hemisphären des Großhirns werden durch die von ventral nach dorsal verlaufende Längsfurche getrennt.

4 Das Telencephalon besteht aus den Hemisphären, den Stammganglien und dem Riechhirn.

5 Das Großhirn erkennt man leicht an den Hirnwindungen und Hirnfurchen.

6 "Gyrus" ist die anatomische Bezeichnung für Hirnwindung.

7 Sulcus (Mehrzahl: Sulci).

8 Stirnlappen (Lobus frontalis).

9 Hinterhauptslappen (Lobus occipitalis).

10 Scheitellappen (Lobus parietalis) und Schläfenlappen (Lobus temporalis).

11 Nein. Die Trennung der beiden Hemisphären durch die Längsfurche ist nicht vollständig, da die beiden Hemisphären durch zahlreiche Verbindungsfasern (Kommissurfasern) miteinander verbunden sind.

12 Balken. Der Balken ist die größte Zusammenballung von Kommissurfasern im Bereich des Endhirns. Im Medianschnitt ist der Balken leicht zu erkennen.

13 Corpus callosum.

14 Der Vorteil einer aus zahlreichen Windungen bestehenden Hirnoberfläche gegenüber einer glatten Hirnoberfläche besteht vor allem in einer wesentlichen Vergrößerung der Hirnoberfläche. Die Zelleiber der Hirnneuronen liegen in mehreren Lagen an der Hirnoberfläche. Sie bilden hier - wie im Rückenmark - eine graue Substanzschicht, die man die Hirnrinde nennt. Da die Zelleiber wesentlich mehr Platz brauchen als die Nervenfasern (Neuriten), ist eine Vergrößerung der Hirnoberfläche durch Ausbildung von Gyri und Sulci zwingend erforderlich.

15 Zentralfurche.

16 Sulcus centralis.

17 Im Großhirn werden durch den Sulcus centralis alle motorischen Hirnareale von sensiblen Hirnarealen getrennt. Ventral des Sulcus centralis liegen nur motorische Hirnareale.

18 Das Schreibzentrum ist ein motorisches Zentrum. Es liegt
daher ventral der Zentralfurche (Sulcus centralis).

19 Die Hirnareale dorsal des Sulcus centralis dienen als Wahrnehmungszentren (sensible und sensorische Zentren).

20 Das Sehzentrum ist ein Wahrnehmungszentrum. Es befindet sich
daher dorsal der Zentralfurche (Sulcus centralis).

21 Unmittelbar ventral und dorsal grenzt an den Sulcus centralis je eine große Hirnwindung. Die ventral vom Sulcus centralis gelegene Hirnwindung nennt man vordere Zentralwindung (Gyrus praecentralis); die unmittelbar dorsal gelegene nennt man hintere Zentralwindung (Gyrus postcentralis).

22 Die vordere Zentralwindung (Gyrus praecentralis) ist das
Steuerungszentrum für alle willkürlichen motorischen Ak-
tivitäten.

23 Pyramidenzellen.

24 Die Pyramidenbahn nimmt ihren Ursprung in der vorderen Zen-
tralwindung. Die Pyramidenzellen sind die Zelleiber; die
Pyramidenbahn ist die Gesamtheit der langen Nervenfasern
(Neuriten), die von den Pyramidenzellen ausgehen.

25 Die Pyramidenbahn endet im Vorderhorn der grauen Substanz
des Rückenmarks. Noch einmal zur Erinnerung: Die vordere
Zentralwindung dient als Steuerungszentrum für alle willkürlichen motorischen Tätigkeiten. Die Nervenimpulse aus
der vorderen Zentralwindung werden über die Nervenfasern
der Pyramidenbahn geleitet. Im Rückenmark liegen die Zellen
für motorische Tätigkeiten im Vorderhorn der grauen Substanz. An den motorischen Vorderhornzellen enden die Fasern
der Pyramidenbahn.

26 Die Pyramidenbahn verläuft während ihres "Abstiegs" im
Rückenmark in der weißen Substanz. Es sei noch einmal erwähnt: Die weiße Substanz ist eine Anhäufung von Nervenfasern, die graue Substanz ist eine Anhäufung von Nervenzellen (Zelleiber).

27 Die rechte Pyramidenbahn nimmt ihren Ursprung aus dem rechten Gyrus praecentralis. Sie verläuft durch die rechte Hirnhälfte und kreuzt kurz vor dem Eintritt ins Rückenmark zur
linken Seite. Die Verhältnisse für die linke Pyramidenbahn
sind analog. Eine Schädigung der rechten Pyramidenbahn muß
daher zu einer Lähmung der Willkürmotorik auf der linken
Körperseite führen.

28 Die Pyramidenbahnkreuzung befindet sich in der Medulla oblongata. An einem Modell des ZNS erkennt man die Grenze
   zwischen Hirn und Rückenmark an der Pyramidenkreuzung.
   Es sei noch erwähnt, daß in der Pyramidenbahn ca. 90% der
   Fasern der Pyramidenbahn zur Gegenseite kreuzen.

29 Zwischen dem Ende einer Pyramidenbahnfaser und einer Zelle
   im Vorderhorn (motorische Vorderhornzelle) befindet sich
   eine Synapse. Mittels einer Überträgersubstanz gelangt der
   Nervenimpuls von der Pyramidenbahnfaser auf die motorische
   Vorderhornzelle. Der lange Fortsatz (Neurit) der motorischen
   Vorderhornzelle gelangt über die vordere (zentrale) Wurzel
   in den Rückenmarksnerven. Über eine der vielen Aufteilungs-
   stellen des Rückenmarksnerven gelangt nun der Nervenimpuls
   zum Muskel.

30 Apoplex. Bemerkung: Man pflegt die Strecke von der vorderen
   Zentralwindung bis zum Vorderhorn des Rückenmarks als 1.
   Neuron und die Strecke vom Vorderhorn bis zur Muskulatur
   als 2. Neuron zu bezeichnen.

31 Spastische Lähmung oder Spastik.

32 Die spastische Lähmung entwickelt sich dann auf der Gegenseite, wenn die Schädigung der Pyramidenbahn oberhalb der
   Pyramidenkreuzung liegt. Eine isolierte Schädigung der Pyramidenbahn in ihrem Verlauf durch die weiße Substanz hätte
   eine spastische Lähmung auf der gleichen Seite zur Folge.
   In der weitaus meisten Zahl der Fälle wird die Pyramidenbahn jedoch in ihrem Verlauf durch das Gehirn geschädigt.

33 Ein Patient, dessen Nervus peronaeus gelähmt ist, kann seinen Fuß aktiv nicht im Sprunggelenk anheben. Der Fuß befindet sich in Spitzfußstellung. Die gelähmte Muskulatur ist
   vollständig erschlafft. Das Sprunggelenk ist passiv leicht
   beweglich.

34 Die Peronaeusparese ist ein Beispiel für eine schlaffe Lähmung. Bei einer schlaffen Lähmung ist die betroffene Muskulatur vollständig erschlafft. Sie setzt einer passiven
   Bewegung keinerlei Widerstand entgegen. Bei der spastischen
   Lähmung befindet sich die betroffene Muskulatur in einem
   ständigen Spannungszustand. Sie setzt passiven Bewegungen
   einen federnden Widerstand entgegen.

35 Ist das 2. Neuron geschädigt, so kommt es zur schlaffen
   Lähmung.

36 In der Nachbarschaft der Pyramidenbahn verlaufen die Fasern des extrapyramidalen Systems. Die Fasern des extrapyramidalen Systems nehmen ihren Ursprung im Gehirn und
   verlaufen zum Teil mit der Pyramidenbahn zu den motorischen Vorderhornzellen.

37 Das extrapyramidale System ist eine Ansammlung von Zell-
   massen (graue Kerne) im End-, Zwischen- und Mittelhirn.

38 Das extrapyramidale System reguliert die unwillkürliche Körperhaltung und die Muskelspannung. Durch das extrapyramidale
   System werden die unbewußt ablaufenden Bewegungen der Skelettmuskulatur koordiniert.

39 Die in der Nachbarschaft der Pyramidenbahn verlaufenden Fasern des extrapyramidalen Systems dienen vor allem der Hem-
   mung der Eigenaktivität der motorischen Vorderhornzellen.
   Werden diese Bahnen des extrapyramidalen Systems z.B. durch
   einen Apoplex zerstört, so fällt eine Bremswirkung auf die
   motorischen Vorderhornzellen fort. Alle Vorderhornzellen,
   die nicht mehr von extrapyramidalen Bahnen gehemmt werden,
   entfalten innerhalb weniger Wochen ihre volle Eigenaktivität.
   So kommt es, daß nach einigen Wochen synergistische und an-
   tagonistische Muskeln gleichzeitig innerviert werden und
   die Muskulatur einer Körperseite sich in einem dauernden
   Spannungszustand befindet. Dies wird als Spastik bezeichnet.

40 Das Sehzentrum liegt im rechten und linken Hinterhauptslappen
   (rechter und linker Lobus occipitalis).

41 Durch die Zerstörung des Sehzentrums kommt es zur Rinden-
   blindheit. Dies ist eine völlige Blindheit, weil alles von
   funktionstüchtigen Augen Gesehene nicht mehr wahrgenommen
   werden kann.

42 Die Hirnregion in der unmittelbaren Nachbarschaft des Sehzentrums dient der Speicherung des einmal Gesehenen. Diese
   Region wird auch als das sekundäre Sehzentrum bezeichnet.

43 Zur Seelenblindheit kommt es bei Zerstörung des sekundären
   Sehzentrums. Ein Auto oder ein Buchstabe kann dann zwar
   gesehen werden, der Betreffende ist jedoch nicht in der
   Lage, die Bedeutung des Gesehenen zu erfassen.

44 Broca-Sprachzentrum.

45 Das Sehzentrum ist paarig angelegt. Das Broca-Sprachzentrum
   befindet sich auf einer Seite des Gehirns. Beim Rechtshänder
   liegt das motorische Sprachzentrum auf der linken Hemisphäre
   und beim Linkshänder auf der rechten Hemisphäre.

46 Beim Ausfall des Broca-Sprachzentrums ist der Betreffende
   nicht mehr in der Lage zu sprechen, obwohl alle für den
   Sprechvorgang benötigten Muskeln intakt sind. So können
   z.B. die Kehlkopfmuskeln oder die Zungenmuskeln noch willkürlich bewegt werden; die Koordination dieser Muskelgruppen - die erst das Sprechen ausmacht - ist jedoch nicht mehr
   möglich.

47 Motorische Aphasie.

6 Hirnhäute und Liquorräume

1 Unter innerem Liquorraum versteht man die Gesamtheit der Hirnventrikel und den Zentralkanal des Rückenmarks.

2 Vier.

3 Rechter und linker Seitenventrikel, III. Ventrikel und IV. Ventrikel (IV. Ventrikel; sprich: "vierter Ventrikel").

4 Der Liquor wird in einem Adergeflecht (Plexus chorioideus) der Seitenventrikel produziert.

5 Der normale Liquor ist wasserklar und farblos. Nach einer Blutung im Liquorraum nimmt der Liquor eine mehr oder weniger kräftige Rotfärbung an. Mikroskopisch kann man dann zahlreiche Erythrozyten nachweisen.

6 Bei einer durch Bakterien verursachten Meningitis lassen sich im Liquor zahlreiche Leukozyten nachweisen.

7 Die beiden Seitenventrikel befinden sich in den Hemisphären des Telencephalon.

8 Harte Hirnhaut, Dura mater; Spinngewebshaut, Arachnoidea; weiche Hirnhaut, Pia mater.

9 Dem Gehirn (und dem Rückenmark) liegt die weiche Hirnhaut (Pia mater) unmittelbar auf.

10 Dura mater.

11 Spinngewebshaut (Arachnoidea).

12 Zwischen Arachnoidea und Pia mater befindet sich Liquor.

13 Äußerer Liquorraum.

14 Der äußere Liquorraum umgibt das ZNS wie ein Wasserkissen. Bei stumpfen Kopfverletzungen puffert der äußere Liquorraum einen Teil der Gewalteinwirkung vom Gehirn ab.

15 Nein. Der äußere Liquorraum umgibt das gesamte ZNS.

16 Beim Erwachsenen reicht der äußere Liquorraum bis zum 2. Sakralwirbel nach kaudal.

17 Die Kenntnis dieser anatomischen Gegebenheit ist für die Durchführung der Lumbalpunktion (Liquorentnahme im Lendenbereich) von größter Wichtigkeit. Die Lumbalpunktion sollte kaudal des 3. Lendenwirbels und kranial des Kreuzbeines durchgeführt werden (Sicherheitsabstand!).

18 Im Bereich der Medulla oblongata ist der innere Liquorraum
   mit dem äußeren Liquorraum über 3 Gangsysteme verbunden.

19 Es entwickelt sich dann ein Hydrozephalus ("Wasserkopf")

20 Nein. Ein Hydrozephalus kann nur entstehen, wenn die Schädelknochen im Bereich der Suturen (Schädelnähte) noch nicht
   knöchern verwachsen sind. Da beim Erwachsenen die Schädelknochen im Bereich der Suturen fest verwachsen sind, kommt
   es hier sehr rasch zu einer erheblichen Steigerung des Hirn-
   drucks.

21 A. meningea media.

22 Epidurales Hämatom.

23 Die verletzte Arterie führt zu einer Blutentnahme (Hämatom)
   zwischen Lamina interna und Dura mater. Da die Arterie weiter blutet, wird das Hämatom ständig größer. Das Gehirn
   füllt aber bereits den gesamten Hohlraum des Schädels aus.
   Da das Gehirn nahezu vollständig von Knochen umgeben ist,
   ist ein Ausweichen des Gehirns vor dem epiduralen Hämatom
   unmöglich. Das Gehirn wird daher in das Foramen magnum ge-
   drückt. Dort kommt es zu einer Einquetschung der Medulla
   oblongata. Es fallen lebenswichtige Zentren (Atmuhg, Kreislauf ...) aus. Wird das epidurale Hämatom jetzt erst er-
   kannt, stirbt der Patient.

7 Hirnnerven

1 Zwölf.

2 Ja. Genau genommen müßte man sagen: 12 Hirnnervenpaare verlassen das Gehirn.

3 Im Bereich der Schädelbasis befinden sich zahlreiche Öffnungen, die den Hirnnerven als Durchtrittsstellen dienen.

4 Die Hirnnerven treten aus der Hirnbasis aus. Die Hirnbasis
  ist die der Schädelbasis zugewandte Fläche des Gehirns.

5 Jeder Hirnnerv hat einen Eigennamen (z.B. N. vagus). Darüber
  hinaus wird jedoch auch jeder Hirnnerv mit einer römischen
  Zahl von I bis XII bezeichnet. Der I. Hirnnerv (sprich: erster Hirnnerv) tritt als 1. der 12 Hirnnerven aus der Hirnbasis aus. Der X. Hirnnerv tritt als 10. Hirnnerv aus der
  Hirnbasis aus.

6 Riechnerv (N. olfactorius).

7 Die Fasern des Riechnerven gelangen durch feine "siebartige" Öffnungen des Siebbeines in die Nase. Es sei noch einmal daran erinnert, daß das Siebbein die knöcherne Begrenzung der Nase zum Hirnschädel darstellt.

8 Ist das Siebbein frakturiert und die darüber liegenden Meningen zerrissen, so tritt Liquor aus dem äußeren Liquorraum aus der Nase aus. Ein solcher Liquoraustritt aus der Nase kann, da der Liquor wasserklar ist, leicht mit einem Schnupfen verwechselt werden. Bleibt eine Liquorfistel längere Zeit unerkannt und damit unbehandelt, so kommt es zu einer schweren Meningitis, weil Bakterien aus der Nase in den äußeren Liquorraum gelangen.

9 Sehnerv.

10 N. opticus.

11 Der N. opticus beginnt in der Netzhaut des Auges.

12 Der N. opticus endet im Sehzentrum des Großhirns. Das Sehzentrum liegt im Hinterhauptslappen.

13 Betrachtet man ein Bild der Hirnbasis, so findet man darauf leicht die Sehnervenkreuzung (Chiasma opticum). Die Verhältnisse im Bereich der Sehnervenkreuzung liegen jedoch komplizierter als z.B. im Bereich der Pyramidenkreuzung. Von der Netzhaut eines jeden Auges ziehen tausende Nervenfasern im Sehnerven (Sehbahn) zunächst zum Chiasma opticum. Die Nervenfasern, die von der medialen (nasalen) Netzhauthälfte eines jeden Auges stammen, kreuzen im Bereich der Sehnervenkreuzung zur Gegenseite. Diejenigen Nervenfasern, die von der lateralen (temporalen) Netzhauthälfte eines jeden Auges stammen, verlaufen ungekreuzt durch die Sehnnervenkreuzung.

14 Die Sehnervenkreuzung (Chiasma opticum) liegt in unmittelbarer Nähe der Hypophyse. Hypophysentumoren üben daher sehr bald einen Druck auf die Sehnervenkreuzung aus. Dies macht sich als Sehstörung bemerkbar.

15 N. oculomotorius.

16 Der N. oculomotorius versorgt (innerviert) mit 2 weiteren Hirnnerven die das Auge bewegenden Muskeln. Darüber hinaus ist der N. oculomotorius für die Engerstellung der Pupille ("das Schwarze im Auge") zuständig. Bei verstärktem Lichteinfall wird die Pupille durch die Tätigkeit des N. oculomotorius verengt (Pupillenreaktion auf Licht!).

17 Bei einem Schädel-Hirn-Verletzten kann es nach Stunden oder Tagen zur Ausbildung eines epiduralen Hämatoms kommen. Das epidurale Hämatom entwickelt sich bekanntlich im Bereich des Großhirns zwischen Dura mater und Lamina interna des Schädelknochens. Ein an Größe zunehmendes Hämatom drückt die eine Hirnhälfte vermehrt auf die Schädelbasis. Auf der Schädelbasis zieht der paarige (wie alle Hirnnerven) N. ocu-

lomotorius zum Auge. Auf der Seite des epiduralen Hämatoms
wird der III. Hirnnerv abgedrückt. Die Pupille kann sich
daher nicht mehr auf Licht verengen.

18 Anisokorie bedeutet ungleiche Pupillenweite.

19 IV. Hirnnerv: N. trochlearis; V. Hirnnerv: N. abducens.

20 Die Sensibilität des Gesichtes wird über den V. Hirnnerven
vermittelt.

21 N. trigeminus (oder einfach: Trigeminus).

22 Der N. facialis innerviert die Gesichtsmuskulatur. Bitte
prägen Sie sich ein: Für die Sensibilität des Gesichtes
ist der Trigeminus verantwortlich; die Motorik des Gesichtes wird vom Fazialis gesteuert.

23 Ein Patient mit Fazialislähmung kann das Auge auf der betroffenen Seite nicht schließen. Da der Augenschluß jedoch
für die Befeuchtung der Hornhaut und Bindehaut von entscheidender Bedeutung ist, kommt es bald zu einer "Austrocknung" dieser Augenabschnitte. Dies muß verhindert werden
durch ein rechtzeitiges Anlegen eines Uhrglasverbandes.

24 N. statoacusticus (auch: Vestibulocochlearis).

25 Der N. statoacusticus dient dem Hören und dem Gleichgewicht.

26 N. glossopharyngeus.

27 Der N. glossopharyngeus ist der Geschmacksnerv der Zunge.
Er dient ferner der Sensibilität und Beweglichkeit des
Rachens.

28 N. vagus (Vagus).

29 Der Vagus innerviert den Kehlkopf, Atemtrakt, Herz und
Verdauungstrakt.

30 Nein. Der Vagus innerviert den Verdauungstrakt bis zur linken Kolonflexur.

31 Der Vagus hat am Herzen eine dämpfende Wirkung auf Schlag-
kraft und Herzfrequenz.

32 Am Magen fördert der Vagus die Salzsäureproduktion und die
Beweglichkeit des Magens.

33 Der N. accessorius versorgt die trapezförmigen Muskel und
den Kopfdrehermuskel.

34 N. hypoglossus.

35 N. opticus (II).

36 N. opticus (II).

37 Der (V) N. trigeminus vermittelt die Sensibilität des Gesichtes.

38 N. facialis (VII).

39 N. statoacusticus (VII).

40 N. vagus (X).

41 N. oculomotorius (III).

8 Autonomes Nervensystem

1 Unter dem autonomen Nervensystem versteht man die Gesamtheit der dem Einfluß des Willens und des Bewußtseins entzogenen Nervenzellen. Das autonome Nervensystem dient der Regelung der inneren Organe, wie z.B. Lunge, Herz, Verdauungssystem, Niere, Hormondrüsen usw.

2 Vegetatives Nervensystem.

3 Sympathisches Nervensystem und parasympathisches Nervensystem.

4 Nein. Die Gleichsetzung des X. Hirnnerven (Vagus) mit dem Parasympathikus ist nicht korrekt, auch wenn der Vagus der Hauptbestandteil des parasympathischen Nervensystems ist. Außer im X. Hirnnerv findet man parasympathische Fasern im III., V., VII. und IX. Hirnnerven. Zusätzlich gibt es parasympathische Fasern, die im Seitenhorn des Sakralmarks ihren Ursprung haben.

5 Zerebrospinales Nervensystem.

6 Die efferente Bahn im zerebrospinalen System und im autonomen System unterscheidet sich durch die Anzahl der Synapsen. Die efferente Bahn im zerebrospinalen System besteht aus einem Neuron und einer Synapse. Die Synapse befindet sich zwischen dem Ende des Neuriten und der quergestreiften Muskelfaser. Die efferente Bahn im autonomen Nervensystem besteht aus 2 Neuronen und 2 Synapsen. Die zusätzliche Synapse ist wegen der notwendigen Umschaltung auf ein 2. Neuron erforderlich.

7 Schmerzen aus inneren Organen werden über afferente Bahnen des autonomen Nervensystems zum ZNS geleitet.

8 Ein Schmerz aus einem inneren Organ wird über eine afferente
  Bahn des autonomen Nervensystems zu einem Rückenmarkssegment
  geleitet. Zu dem gleichen Rückenmarkssegment ziehen jedoch
  auch sensible Fasern aus der Haut. So kommt es, daß Schmerzen aus einem inneren Organ auch in einem bestimmten Haut-
  areal empfunden werden. Z.B. wird bei einem Herzinfarkt ty-
  pischerweise ein Schmerz auch im linken Arm empfunden. Als
  Head-Zone wird der Hautbezirk bezeichnet, der einem inneren
  Organ zugeordnet ist.

9 Der Parasympathikus ist der Nerv der Erholung des Individuums
  sowie der Bereitstellung von Energiereserven. Man nennt diese
  Funktionsweise trophotrop.

10 Der Parasympathikus verlangsamt den Herzschlag und verengt
   die Koronargefäße.

11 Die Bronchien werden durch den Parasympathikus verengt.

12 Zunächst eine Bemerkung vorab: Häufig wird die Funktion des
   Parasympathikus als "hemmend" und die Funktion des Sympathikus als "fördernd" auf die inneren Organe bezeichnet. Dies
   ist jedoch recht ungenau, wie man am Beispiel des Verdauungstraktes zeigen kann. Der Parasympathikus dient der Scho-
   nung und Erholung des Organismus sowie der Bereitstellung
   von Energiereserven (trophotrope Wirkung). Zur Bereitstellung von Energiereserven ist aber erforderlich, daß verstärkt
   Nährstoffe im Bereich des Verdauungstraktes resorbiert werden. Daher erklärt sich die anregende Wirkung, die der Parasympathikus auf den Verdauungstrakt ausübt.

13 Der Vagus (X. Hirnnerv) innerviert den Verdauungstrakt bis
   zur linken Kolonflexur.

14 Der Sympathikus dient der unmittelbaren Leistungssteigerung
   des Individuums (ergotrope Wirkung). So ist das sympathische Nervensystem in Situationen, wie Kampf, Flucht, An-
   griff, Angst, Streß usw., besonders aktiv. Hierfür wird die
   in Phasen der Ruhe und Erholung unter der Wirkung des Parasympathikus angesammelte Energie verbraucht.

15 Die Zentren des Sympathikus liegen im Seitenhorn der grauen
   Substanz des Rückenmarks. Sie reichen vom unteren Halsmark
   bis zum Lendenmark.

16 Zwei.

17 Ja. Im autonomen Nervensystem besteht die efferente Bahn
   stets aus 2 Neuronen und 2 Synapsen. Dabei befindet sich
   eine Synapse zwischen den beiden Neuronen und eine zwischen dem 2. Neuron und der glatten Muskelzelle (oder Drüsenzelle) des inneren Organs.

18 Ganglien.

19 Der Grenzstrang des Sympathikus ist eine perlschnurartige Aneinanderreihung von Ganglien, die auf beiden Seiten der Wirbelsäule angeordnet sind.

20 Der Sympathikus beschleunigt den Herzschlag und erweitert die Herzkranzgefäße.

21 Die Bronchien werden durch den Sympathikus erweitert.

22 Der Sympathikus.

23 Der Sympathikus dämpft die Funktionen des Magen-Darm-Traktes.

24 In beiden Synapsen des parasympathischen Nervensystems befindet sich Acetylcholin als Überträgerstoff.

25 Das Acetylcholin dient in der 1. Synapse des Sympathikus (Grenzstrang) als Überträgerstoff. In der 2. Synapse dient Adrenalin als Überträgerstoff.

26 Nebennierenmark. Das im Nebennierenmark produzierte Adrenalin hat die gleiche Wirkung wie eine Stimulation des Sympathikus.

XI Sinnesorgane

1 Aufbau des Auges

1 Augenhöhle (Orbita).

2 Die äußere Hülle des Auges besteht aus der Lederhaut und der Hornhaut.

3 Sklera.

4 Die Sklera ist "das Weiße" im Auge.

5 Ikterus.

6 Die völlig durchsichtige Hornhaut umgibt das vordere Fünftel des Augapfels.

7 Cornea.

8 Die Cornea ist völlig gefäßlos.

9 Die Cornea gehört zu den optischen Medien des Auges. D.h., das Licht muß die Cornea passieren, um zur Netzhaut zu gelangen. Nur eine vollkommen gefäßlose Hornhaut läßt jedoch das Licht ungehindert passieren.

10 Fazialislähmung. Zur Erinnerung: Der VII. Hirnnerv innervierte die Gesichtsmuskulatur.

11 Das rechtzeitige Anlegen eines Uhrglasverbandes kann das Austrocknen der Cornea bei einer Fazialislähmung verhindern.

12 Beim Durchstoßen der Cornea gelangt man in die vordere Augenkammer.

13 Kammerwasser.

14 Aderhaut.

15 Regenbogenhaut.

16 Iris ist die anatomische Bezeichnung der Regenbogenhaut.

17 Die Iris bildet die Pupille. Die Pupille ist das Sehloch.
   Durch das Sehloch fällt das Licht, das bereits die Cornea
   und die vordere Augenkammer passiert hat, in die Linse des
   Auges ein. Durch Betätigung der Irismuskulatur wird das Sehloch (Pupille) unterschiedlich weit gestellt. Im Dunkeln
   ist die Pupille weit, damit das spärliche Licht möglichst
   vollständig in die Linse einfällt. In der Helligkeit verengt
   sich die Pupille.

18 Die Iris (Regenbogenhaut) ist "das Farbige" des Auges.

19 Bei der Betrachtung des Auges erscheint die Pupille (Sehloch)
   schwarz. Betrachtet man jedoch das Auge mit einem Augenspiegel - in dem Augenspiegel befindet sich eine Lichtquelle,
   mit der in das Auge geleuchtet wird -, so kann man durch die
   Pupille die Netzhaut des Auges betrachten.

20 Das Licht, welches die Pupille (Sehloch) passiert, gelangt
   in die Augenlinse.

21 N. oculomotorius (III. Hirnnerv).

22 Sympathikus.

23 Strahlenkörper oder Ziliarkörper.

24 Corpus ciliare.

25 Der Ziliarmuskel beeinflußt die Wölbung der Linse. Die Linse
   dient neben der Hornhaut zur Brechung des Lichtes auf die
   Netzhaut. Bei starker gewölbter Linse nimmt die Brechkraft
   des Auges zu. Zum Abbilden von Gegenständen in der Ferne
   benötigt das Auge eine geringere Brechkraft als zum Abbilden von Gegenständen in der Nähe. Die veränderliche Brechkraft wird durch Veränderung der Linsenwölbung - als Folge
   der Tätigkeit des Ziliarmuskels - erreicht.

26 Akkommodation.

27 Die vordere Augenkammer wird hinten durch die Iris und die
   Linse begrenzt.

28 Die hintere Augenkammer befindet sich zwischen Iris (vorn),
   Ziliarkörper und Linse (seitlich) und dem Glaskörper (hinten).

29 Das Kammerwasser wird im Ziliarkörper (Corpus ciliare) produziert. Genau gesagt wird das Kammerwasser in der Ziliardrüse des Ziliarkörpers produziert. Das Kammerwasser gelangt
   also zunächst in die hintere Augenkammer und von dort in die
   vordere Augenkammer.

30 Der Schlemm-Kanal ist ein in der vorderen Augenkammer gele-
   gener Kanal, der das Kammerwasser ableitet.

31 Ist der Schlemm-Kanal verlegt, so kommt es zu einer Abflußbehinderung des Kammerwassers. Der Druck im Auge (Augeninnendruck) steigt an.

32 Der normale Augeninnendruck beträgt ca. 15 - 18 mmHg.

33 Bei der Augenkrankheit Glaukom (grüner Star) ist der Augeninnendruck erhöht.

34 Netzhaut.

35 Retina.

36 Die lichtempfindlichen Zellen in der Netzhaut sind die Stäbchen und Zapfen.

37 Die Stäbchen der Retina vermitteln das Schwarzweißsehen.

38 Die Zapfen der Retina vermitteln das Farbsehen.

39 Der gelbe Fleck ist der Punkt des schärfsten Sehens in der
   Netzhaut. Im gelben Fleck sind nur Zapfen angeordnet.

40 Sehnerv (N. opticus, II. Hirnnerv).

41 An der Eintrittsstelle des Sehnerven in die Retina befinden
   sich keine Zapfen und keine Stäbchen. Da die lichtempfindlichen Zellen an dieser Stelle fehlen, kann Licht, das auf
   die Eintrittsstelle des Sehnerven fällt, nicht wahrgenommen
   werden (Blinder Fleck).

42 Hinterhauptslappen des Großhirns (Sehzentrum).

43 Sehnervenkreuzung (Chiasma opticum).

44 Die Nervenfasern, die von den medialen (nasalen) Netzhauthälften stammen, kreuzen im Chiasma opticum. Die Nervenfasern
   aus den lateralen (temporalen) Netzhauthälften passieren die
   Sehnervenkreuzung, ohne zur Gegenseite zu kreuzen.

45 Glaskörper. Der Glaskörper ist eine gallertige Masse, die
   den Raum zwischen Linse und Netzhaut ausfüllt. 2/3 des Aug-
   apfelvolumens wird durch den Glaskörper gebildet.

46 III. Hirnnerv (N. oculomotorius), IV. Hirnnerv (N. trochlearis), VI. Hirnnerv (N. abducens).

2 Sehen

1 Bei normalsichtigem Auge treffen sich die von den optischen
  Medien gebrochenen Lichtstrahlen in der Netzhaut (Retina).

2 Brennpunkt.

3 Brennweite ist der Abstand des Brennpunktes von der Linse.

4 Die Brechkraft ist in der Physik der Kehrwert der Brennweite.
Die Brechkraft errechnet sich also aus 1 geteilt durch
Brennweite. Ist beispielsweise die Brennweite einer Linse
5 m, so beträgt ihre Brechkraft $\frac{1}{5\ m}$.

5 Die Brechkraft wird in Dioptrien gemessen. Die gebräuchliche
Abkürzung für Dioptrien ist dpt.

6 Eine Dioptrie (dpt) ist die Brechkraft einer Sammellinse,
die parallel einfallende Lichtstrahlen 1 m hinter der Linse
im Brennpunkt vereinigt.

7 Bei Ferneinstellung beträgt die Gesamtbrechkraft des Auges
ca. 60 dpt.

8 Ca. 40 dpt.

9 Sammellinsen und Zerstreuungslinsen. Die Brechkraft beider
Linsentypen wird in Dioptrien (dpt) angegeben. Um den Linsentyp zu kennzeichnen, setzt man vor die Brechkraft von
Sammellinsen ein +-Zeichen und vor die Brechkraft von Zerstreuungslinsen ein --Zeichen.

10 Dies bedeutet, daß die beiden Brillengläser des Betreffenden
Sammellinsen sind, die jeweils eine Brechkraft von 2 dpt
haben.

11 Bei der Kurzsichtigkeit liegt der Brennpunkt des Auges vor
der Netzhaut (zu kurz). Weit entfernte Gegenstände können
somit nicht mehr scharf auf der Netzhaut abgebildet werden.
Das Nahsehen ist jedoch möglich.

12 Myopie.

13 Dies ist durch 2 Möglichkeiten zu erklären: Die häufigste
Ursache ist ein zu langes Auge, eine seltene Ursache ist
eine zu hohe Brechkraft der optischen Medien.

14 Eine Myopie muß mit Minusgläsern (Zerstreuungslinsen) korrigiert werden.

15 Weitsichtigkeit.

16 Beim Weitsichtigen (Hyperopen) liegt der Schnittpunkt der
Lichtstrahlen hinter der Netzhaut (Retina).

17 Eine Hyperopie muß mit Plusgläsern (Sammellinsen) korrigiert werden.

18 Linse.

19 Die Brechkraft der Linse beträgt bei Ferneinstellung ca.
18 dpt. Bei der Akkommodation hat die Linse jedoch noch
einmal zusätzlich 14 dpt.

20 Akkommodation ist die Einstellung des Auges auf ein Objekt
   in der Nähe. Um dieses Objekt scharf abzubilden, ist eine
   höhere Brechkraft des Auges erforderlich. Dies wird durch
   stärkere Wölbung der Linse erreicht (Tätigkeit des Ziliarmuskels).

21 Für die Alterssichtigkeit (Presbyopie) ist ein Elastizitätsverlust der Linse ausschlaggebend. Infolge des Elastizitäts-
   verlustes kann sich die Linse beim alten Menschen weniger
   stark wölben als beim Jugendlichen. Dies hat eine Minderung
   der Brechkraft zur Folge. Da das Auge seine höchste Brechkraft benötigt, um in der Nähe gelegene Gegenstände scharf
   abzubilden, ist bei der Alterssichtigkeit (Presbyopie) das
   Nahsehen beeinträchtigt.

22 Unter grauem Star versteht man eine Trübung des Linsengewebes.

23 Katarakt.

24 Unter grünem Star (Glaukom) wird ein erhöhter Augeninnendruck verstanden.

25 Es fehlt die Akkommodation und ein Teil der Brechkraft des
   Auges. Die fehlende Brechkraft des Auges wird durch eine
   Sammellinse ersetzt.

3 Ohr

1 Nein. Das Ohr in seiner Gesamtheit ist nicht nur Hörorgan,
  sondern enthält auch das Gleichgewichtsorgan. Man spricht
  daher auch vom Statoakustischen Apparat.

2 Äußeres Ohr, Mittelohr und Innenohr.

3 Das äußere Ohr besteht aus der Ohrmuschel und dem äußeren
  Gehörgang.

4 Die Grenze zwischen äußerem Gehörgang und dem Mittelohr
  wird durch das Trommelfell gebildet.

5 Membrana tympani.

6 Das Trommelfell hat die Aufgabe, die Schallwellen, die von
  der Ohrmuschel aufgenommen und in den äußeren Gehörgang gelangt sind, auf die Kette der Gehörknöchelchen weiterzuleiten.

7 Schallwellen sind regelmäßige Schwankungen des Luftdrucks,
  d.h. regelmäßig aufeinanderfolgende Luftverdichtungen und
  Luftverdünnungen.

8 Die Zahl der Schallwellen (Luftdruckschwankungen) in 1 s wird
  als Schallfrequenz bezeichnet. Die Einheit der Frequenz ist
  das Hertz (Hz). Ein Hz ist also eine (Schall)-schwingung/s.

9 Ein Ton wird von einem regelmäßig schwingenden Körper erzeugt; ein Geräusch wird von einem unregelmäßig schwingenden
  Körper erzeugt.

10 Der Wahrnehmungsbreich des menschlichen Ohres für Töne liegt
   zwischen 16 und 20 000 Hz. Im Alter nimmt jedoch die Wahr-
   nehmbarkeit für die hohen Frequenzen beträchtlich ab.

11 Ein Ton von 16 000 Hz wird als hoher Ton empfunden. Grundsätzlich gilt: Töne hoher Frequenz werden als hohe Töne,
   Töne niedriger Frequenz werden als tiefe Töne empfunden.

12 Die Töne bei Frequenzen über 2000 Hz werden direkt von den
   Knochen des Schädels auf das Innenohr geleitet (Knochen-
   leitung).

13 Paukenhöhle.

14 Hammer, Amboß, Steigbügel.

15 Hammer.

16 Amboß.

17 Steigbügel.

18 Ein gesundes Trommelfell hat eine graue Farbe.

19 Rot.

20 Von der Paukenhöhle zieht zum Rachen eine kleine Röhre.
   Kommt es zu einem Unterdruck in der Paukenhöhle, so wird
   reflektorisch ein Schlucken ausgelöst. Bei dem Schluckvor-
   gang wird Luft vom Rachen in die Paukenhöhle gepreßt. Damit ist der Druckausgleich wiederhergestellt. In einem
   schnell fahrenden Aufzug muß man daher "schlucken".

21 Ohrtrompete (Tuba auditiva).

22 Das Innenohr befindet sich in der Felsenbeinpyramide des
   Schläfenbeins.

23 Hör- und Gleichgewichtsorgan.

24 Das häutige Labyrinth ist ein aus mehreren Anteilen beste-
   hendes schlauchförmiges System, das die Sinneszellen des
   Hör- und Gleichgewichtsorgans enthält.

25 Schnecke, Sacculus, Utriculus und den drei Bogengängen.

26 Schnecke.

27 Cochlea.

28 Ovales Fenster.

29 Bei der Otosklerose ist die Schwingungsfähigkeit des Steig-
   bügels am ovalen Fenster eingeschränkt.

30 Endolymphe.

31 Das häutige Labyrinth befindet sich in einer knöchernen
   Höhle (Felsenbeinpyramide). Der Raum zwischen dem häutigen
   Labyrinth und dem Knochen ist mit einer Flüssigkeit (Peri-
   lymphe) ausgefüllt.

32 Die Sinneszellen der Schnecke (Cochlea) verwandeln die
   Schwingungen der Endolymphe (Reiz) in Nervenimpulse. Die
   in der Schnecke entstandenen Nervenimpulse werden über den
   VIII. Hirnnerven dem Gehirn zugeleitet.

33 N. statoacusticus (N. vestibulocochlearis).

34 Innerer Gehörgang.

35 Sacculus, Utriculus und die 3 senkrecht zueinanderstehenden
   Bogengänge.

36 Im gesamten häutigen Labyrinth befindet sich Endolymphe.
   Durch Lageveränderung des Körpers kommt es zu einer Verschiebung der Endolymphe in den beiden Bläschen (Sacculus
   und Utriculus) und in den Bogengängen. Diese Verschiebung
   der Endolymphe wirkt als spezifischer Reiz für die Sinneszellen des Gleichgewichtsorgans.

37 VIII. Hirnnerv (N. statoacusticus).

H.-J. von Bose
Krankheitslehre
Lehrbuch für die Krankenpflegeberufe
1978. 35 Abbildungen, 11 Tabellen. X, 185 Seiten
DM 34,-
Mengenpreis: Ab 20 Exemplaren 20% Nachlaß pro
Exemplar.
ISBN 3-540-08803-2

K.-H. Bässler, W. Fekl, K. Lang
Grundbegriffe der Ernährungslehre
3., überarbeitete und erweiterte Auflage. 1979.
16 Abbildungen, 68 Tabellen. XVI, 200 Seiten.
(Heidelberger Taschenbücher, Band 119,)
DM 24,80. ISBN 3-540-09388-5

Die Fachwörter der Anatomie, Histologie und Embryologie
Ableitung und Aussprache. Begründet von
H. Triepel, H. Stieve, R. Herrlinger
29. Auflage, bearbeitet von A. Faller. 1978.
232 Seiten. DM 42,-. ISBN 3-8070-0300-2

C. Isler
Die Schwesternhelferin
Übersetzung aus dem Amerikanischen von
G. Kaiser, M. Kaiser
1978. 90 Abbildungen. VI, 226 Seiten. DM 32,-.
Mengenpreis: Ab 20 Exemplaren 20% Nachlaß pro
Exemplar.
ISBN 3-540-08594-7

R. Neth
Blutbild und Urinstatus
Unter Mitarbeit von Heidi Aust und des Stationsla-
boratoriums der Universitäts-Kinderklinik
Hamburg-Eppendorf
1979. 23 zum Teil farbige Abbildungen, 8 Tabellen.
X, 78 Seiten. DM 35,-
Mengenpreis ab 20 Exemplare: DM 35,-
ISBN 3-540-09353-2

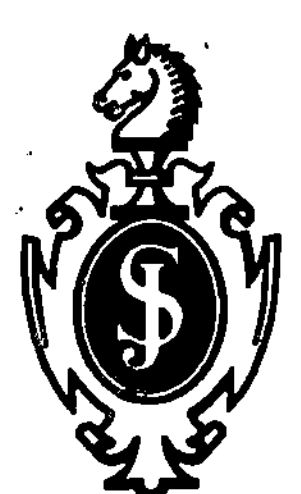

Springer-Verlag
Berlin
Heidelberg
New York